Langenscheidt

Sex–Deutsch
Deutsch–Sex

Nie mehr sprachlos im Bett

von Erika Berger und Lilo Wanders

Langenscheidt

Berlin · München · Wien · Zürich · New York

Impressum

Langenscheidt Sex – Deutsch / Deutsch – Sex
von Erika Berger und Lilo Wanders
unter Mitarbeit von Rebecca Herrmann

Layout: Agentur KOPFBRAND
Cartoons: © Erich Rauschenbach
Fotos: Manfred Esser; Fotolia: Wayne Abraham: S. 7, 17, 27, 37; Levf Dolgatshjov: S. 43, 44; Kikk: S. 45, 57, 69, 79; Oxana-travel: S. 87, 99, 111, 123; posterdeluxe: S. 72, 73, 80 – 86

Die Autorinnen
Erika Berger wurde 1939 in München geboren und lebt heute in Köln. Zunächst arbeitete sie als Journalistin für verschiedene Zeitungen und Zeitschriften, bevor sie 1987 ihre TV-Laufbahn beim Sender RTL mit der Sendung „Eine Chance für die Liebe“ begann. Neben ihren zahlreichen Sendungen startete sie eine zweite Karriere als erfolgreiche Buchautorin.

Lilo Wanders, Jahrgang 1955, studierte Bibliothekswesen und startete ihre Bühnenkarriere höchst erfolgreich im Hamburger Schmidt-Theater. Von 1994 bis 2004 moderierte sie auf VOX die Sendung „Wa(h)re Liebe“. Parallel dazu stand und steht sie regelmäßig als Schauspielerin und Moderatorin auf der Bühne oder vor der Kamera.

www.lilowanders.de

Umwelthinweis: gedruckt auf chlorfrei gebleichtem Papier

Lektorat: Alexandra Bauer
Satz: Franzis print & media GmbH, München
Druck: Kösel, Krugzell
Printed in Germany
ISBN 978-3-468-73222-5
www.langenscheidt.de
09010

Sex ist die schönste Nebensache der Welt – doch wie viel wissen wir wirklich darüber? Denn beim intimen Miteinander entstehen erstaunlicherweise die größten Missverständnisse, die aber nun ein für alle Mal aus dem Weg geräumt werden. Die beiden Autorinnen, Erika Berger und Lilo Wanders, haben sich darüber unterhalten.

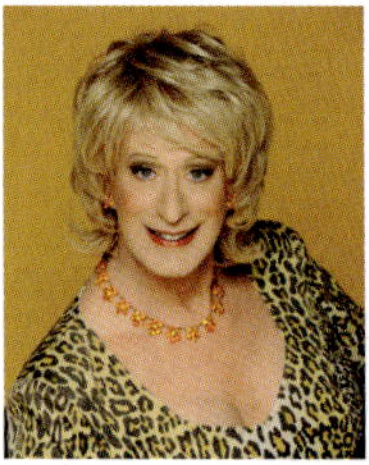

Lilo Wanders: Wir, die wir uns mit dem Thema Sexualität schon so lange beschäftigen, sind ja mittendrin in dieser Materie und haben einen lockeren Umgang damit. Gab es für dich in diesem Buch auch Stellen, an denen du den Ton zurücknehmen musstest?

Erika Berger: Ich habe mir sehr genau überlegt, wie ich die Sextoys im Kapitel „Immer Sex?!" beschreibe. Es soll sich ja niemand auf den Schlips getreten fühlen.

Lilo Wanders: Für mich war es nicht einfach, die Abkürzungen und Chiffren in „Endlich Sex!" ohne drastische Worte zu erklären.

Erika Berger: Aber wenn es um Sexualität geht, muss man sich um Eindeutigkeit bemühen. Das bedeutet manchmal, dass Bereiche berührt werden, die sensible Gemüter verschrecken.

Lilo Wanders: Sex ist eben nicht „schmuseweich“ und „salonfähig“. Paare geben sich ab und zu Namen, die ich außerhalb des Bettes nicht unbedingt in den Mund nehmen würde.

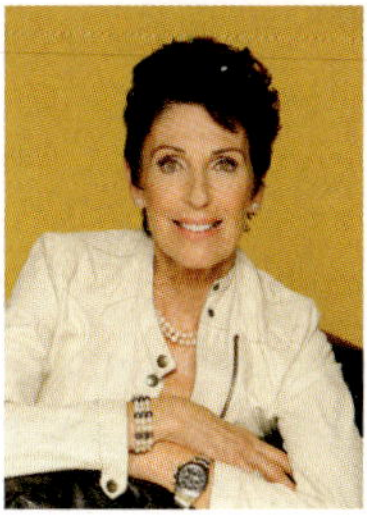

Erika Berger: Manche Kosenamen, die Paare in der Öffentlichkeit benutzen, wie beispielsweise Muschi, sind schon leicht peinlich, finde ich.

Lilo Wanders: Außerdem gibt es so viele unterschiedliche Arten, Sexualität zu leben – da schlackerst du mit den Ohren.

Erika Berger: Das heißt also, alles ist möglich und in Ordnung, solange alle Beteiligten bei klarem Verstand sind und selbst entscheiden können, was passiert.

Lilo Wanders: Das bedeutet aber auch: Jede Form von Vergewaltigung oder Missbrauch ist absolut nicht tolerierbar. Ansonsten ist für uns Erwachsene Sexualität doch die schönste Spielwiese, um unsere Batterien wiederaufzuladen. Egal, wie!

Erika Berger: Und natürlich auch, um den Alltag zu bewältigen. Und noch etwas: Sex macht schön! Glücklicherweise ist in den letzten Jahren die Akzeptanz für sexuelle Spielarten gestiegen.

Lilo Wanders: Homosexuelle werden heute beispielsweise eher akzeptiert. In jeder Daily Soap gibt es einen, und inzwischen weiß auch ein Windelträger auf dem platten Land, dass er mit dieser Vorliebe nicht alleine auf der Welt ist. Und ich kenne einige Leute, die tragen unter ihrer Alltagskleidung einen Latexbody und schmoren im eigenen Saft.

Erika Berger: Je mehr man über Sex weiß, desto aufgeschlossener wird man und sieht die Möglichkeiten, die sich bieten, noch besser. Das macht mich jetzt richtig fröhlich!

Lilo Wanders: Apropos fröhlich! Ich finde es herrlich, beim Sex vor lauter Lachen aus dem Bett zu fallen.

Erika Berger: Wie zum Beispiel bei der eingesprungenen Waagenpirouette! Aber im Ernst, zu dem, was wir beide veröffentlichen, können wir doch stehen?

Lilo Wanders: Ja klar – aus vollem Herzen!

SCHÖN-*heitsideale* & SEX-*IDOLE*

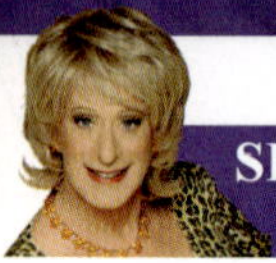

Spieglein, Spieglein an der Wand ...

Übervolle Brüste und weit ausladende Hüften finden sich schon in der Frühzeit der Menschen bei Abbildern und Statuen. Denn dralle Formen symbolisierten damals nicht nur Liebesglück, sondern auch Wohlstand. Männer und ihr Idealbild der Frau – eine uralte Geschichte! In den unterschiedlichen Epochen und Kulturen gab es die verschiedensten Vorstellungen von weiblicher Schönheit und Attraktivität:

So gehörten im alten Griechenland beispielsweise bei Frauen kleine Brüste und ein breites Becken zur Traumfigur, im Mittelalter galt ein gerundetes Bäuchlein als sexy, in der Renaissance war ein Doppelkinn attraktiv, im Barock durfte alles quellen, und später kamen für lange Zeit enge Korsetts in Mode.

Das ideale Männerbild blieb hingegen immer gleich, da Frauen nicht so sehr auf Äußerliches bei der Partnersuche achten: **Der potenzielle Vater soll freundlich und mächtig sein, wobei eine athletische Figur heutzutage natürlich nicht abträglich ist.** Allerdings war Fettleibigkeit bei Männern auch lange Zeit ein Zeichen von

Reichtum. Erst seit der Neuzeit stellen die Frauen den Anspruch, dass ihre Partner nicht allzu schäbig aussehen sollen!

AAAH! AHA!

Schönheit war und ist immer relativ – je nach Kultur und Epoche. So galt blasse Haut sehr lange als vornehm, weil hellhäutige Menschen nicht auf dem Feld arbeiten mussten. Im mittelalterlichen Europa versuchte man sogar, den damals als schön geltenden hellen Teint durch das Auftragen von Pasten aus giftigen Schwermetallen herbeizuführen. Erst seit Kurzem gilt Bräune als Schönheitsattribut, denn sie wird mit Freizeit und Vermögen gleichgesetzt.

Zur Zeit Ludwig des XIV. wusch man sich nicht, weil angeblich Krankheitskeime aus dem Wasser durch die Haut dringen könnten. Am Hofe von Versailles muss es fürchterlich nach Körperausdünstungen und Parfum gestunken haben; die Frauen und auch die Männer trugen Perücken und waren stark geschminkt. Und in China wurden Frauenfüße in früher Jugend so eingebunden, dass sie verkrüppelten und ein als erotisch geltendes Humpeln entstand. In Brasilien hingegen waren kleine Brüste lange Zeit ein Merkmal, einer wohlhabenden Gesellschaftsschicht anzugehören.

Nach dem Ersten Weltkrieg rückte die Welt enger zusammen, und regionale Leitbilder glichen sich an. Ab

1920 galten knabenhafte Frauen mit kurzen Haaren als schön, nach den Kriegsjahren standen dann vollschlanke Figuren – als Zeichen des Wohlstands – bei Frauen und Männern gleichermaßen hoch im Kurs.

Sophia Loren und natürlich auch Marilyn Monroe, die Kleidergröße 42 trugen, waren Vorbilder mit ihren weiblichen Rundungen. Andererseits gab es Ikonen wie Audrey Hepburn, deren Magerkeit in den 1960er-Jahren vom klapperdürren Modell Twiggy noch getoppt wurde. Ab 1990 steigerte sich der Schlankheitswahn bis hin zum „Heroin-Chic", was zum Fettabsaugen und zu verschlankenden plastischen Operationen führte. Dabei findet die Mehrzahl der Männer üppige Frauen attraktiver als überschlanke Hungerhaken!

Die Globalisierung hat dafür gesorgt, dass sich die Schönheitsideale weltweit immer mehr am Westen orientieren. In Asien sind kosmetische Operationen en vogue, bei denen die Lidfalte „europäisiert" wird. Afroamerikaner lassen ihr Haar entkräuseln, und im arabischen Raum werden Gesichtserker zu Stupsnäschen umoperiert. **Auf der ganzen Welt gilt auch ein nahezu haarloser Körper als schön.** Kurioserweise lassen sich aber Frauen in Korea Kopfhaare in den Schambereich transplantieren, denn eine „volle Haarpracht" wird dort

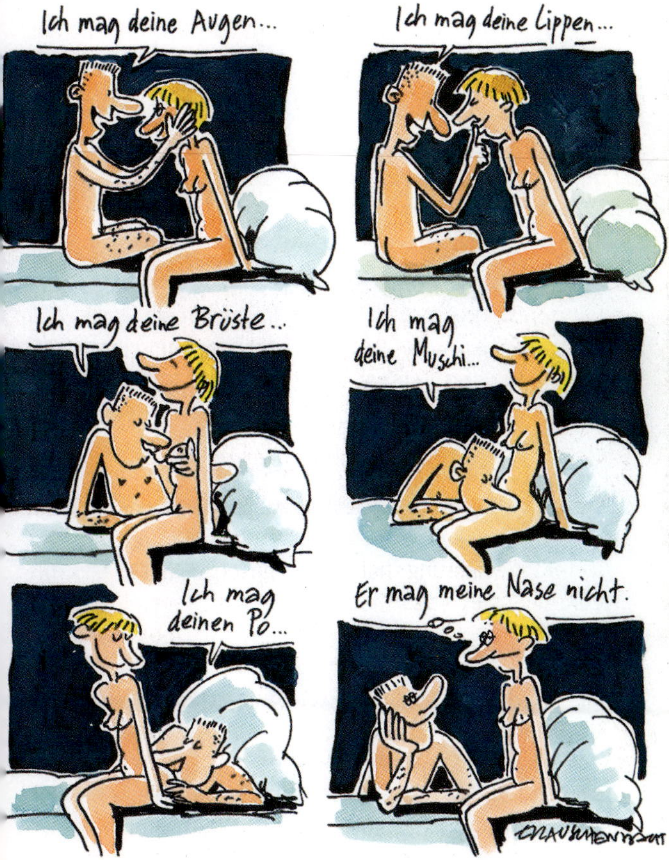
Ich mag deine Augen...
Ich mag deine Lippen...
Ich mag deine Brüste...
Ich mag deine Muschi...
Ich mag deinen Po...
Er mag meine Nase nicht.

als attraktiv empfunden. Dic meisten der operativen Eingriffe sollen jedoch einer optischen Verjüngung dienen.

Letzten Endes werden wir alle von unseren Urinstinkten getrieben: Der Mann will eigentlich nur das eine – sich vervielfältigen, und dafür ist jede Frau recht. **Sex ist für ihn nichts weiter als die Bestätigung seiner Männlichkeit.** Mit Gefühl hat das eher wenig zu tun. Für die Frau ist Sex aber Ausdruck ihrer Fürsorge. Und sie will unbewusst den Mann, der die besten Gene und Bedingungen für den Nachwuchs bietet. Frauen sind also, ohne es zu wissen, in gewisser Weise berechnend – und sie achten auf Äußerlichkeiten! Auch bei sich selbst: Eine glatte, unbehaarte Haut bei Frauen ist beispielsweise schon lange in den USA oder im arabischen Raum ein Muss.

Heute entfernt nahezu die Hälfte aller deutschen Frauen ihre Körperbehaarung: Achseln, Beine und sogar der Schambereich sollen komplett glatt sein. Für 70 Prozent der deutschen Frauen zwischen 14 und 29 Jahren ist es „das Normalste der Welt“, sich im Intimbereich zu rasieren. Zumindest gestutzt wird die sogenannte Bikinizone – aus dem Slip herausragende Härchen gelten als unästhetisch. Und tatsächlich wird die Haarentfernung von Ärzten als hygienisch betrachtet. Die Schauspielerin Kate Winslet erzählte ganz unbefangen, dass sie für ihre Rolle im Film „Der Vorleser“ ein Schamhaartoupet tragen musste.

Auch immer mehr Männer folgen der Mode, unerwünschte Behaarung zu entfernen. Früher hieß es: Ein Mann darf überall Haare haben – außer in der Nase und den Ohren. Der Schauspieler Sean Connery trug in seinen Filmen als James Bond noch ein Brusthaartoupet auf seiner glatten Haut, weil Anfang der 1960er-Jahre ein behaarter Mann als besonders viril galt.

Heute sieht das Schönheitsideal für Männer komplett anders aus: Glatt ist schöner. Wer allerdings als Mann am ganzen Körper einen Pelz trägt, muss nicht verzweifeln – auch Bären haben ihre Liebhaberinnen. Wichtiger sind ein angenehmer Körpergeruch und eine gepflegte Erscheinung. Animalische Düfte und ungepflegte Finger- oder Fußnägel sind für Frauen **die größten Abtörner**. Auch ein Kerl, der ihr und sich die Klamotten runterreißt, aber die Strümpfe anbehält, wird kaum eine zweite Chance bekommen. Apropos Kleidung: Neckische Sprüche auf der Unterhose bei Männern und Frauen finden beide Geschlechter unmöglich und absolut nicht witzig.

Viele Männer mögen es hingegen, wenn ihre Partnerin aufreizende Unterwäsche, Mieder oder Strumpfhalter trägt. Und die Frauen sollten froh darüber sein, dass er seine Fantasien mit ihr verwirklichen will. Sollte Mutti nach vielen Jahren mit schwarzem Korsett im Schlafzimmer stehen und Vati fragen: *„Ist was mit Oma?"*, hat sie zu spät angefangen, Reizwäsche zu tragen.

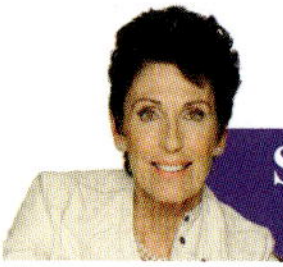

SEXIDOLE – EINE ZEITREISE

Sexidole gibt es seit Menschengedenken. Und so stammt der Begriff „Idol" von dem lateinischen „idolum" ab und bedeutet soviel wie Abgott. Es wurde im 18. Jahrhundert an das griechische Wort „eídolon", das für Gestalt, Bild oder Götzenbild steht, angelehnt. Jedes Zeitalter und jede Generation hat ihre eigenen Idole: Galt Kleopatra in der Antike als das Nonplusultra, so sind es heute Ikonen wie Madonna oder für die jüngere Generation eben Tokio Hotel.

Humphrey Bogart war nicht nur eine Schauspielikone, sondern auch Schwarm aller Frauen. Das „American Film Institute" wählte ihn 1999 zum „größten männlichen amerikanischen Filmstar aller Zeiten". Marlene Dietrich – der „blaue Engel" – war die erste deutsche Schauspielerin, die in den USA Karriere machte. Und nicht nur das, mit dem Lied „Ich bin von Kopf bis Fuß auf Liebe eingestellt" machte sie sich endgültig zum Sexidol Nummer eins.

Weibliche und männliche Sexidole

Marilyn Monroe, Brigitte Bardot, Claudia Cardinale, Ursula Andress, Emma Peel und unzählige mehr werden bis heute als Sexidole gefeiert und verehrt. Als männliche Pendants stehen ihnen Frank Sinatra, James Dean und Jean-Paul Belmondo entgegen. In aktueller Hollywoodbesetzung werden George Clooney, Brad Pitt, Hugh Jackman und Kollegen zum wahr gewordenen Traum der Frauenherzen.

Bei ihren weiblichen Kolleginnen machte sich hingegen Sharon Stone mit ihrer Rolle der Catherine Tramell im Film **„Basic Instinct"** unsterblich. Und Angelina Jolie spielte sich als **„Lara Croft"** in die Herzen ihrer männlichen Fans, als sie in knappen Hotpants die Bösewichter der Welt jagte. Busenwunder wie Pamela Anderson, Katie Price oder Anna Nicole Smith überzeugten hingegen durch ihre Rundungen und ließen Männerfantasien wahr werden.

18+ AAAH! AHA!

Die Jugend flippt derzeit nicht nur bei Bands wie Tokio Hotel aus, sondern auch bei Schauspielern wie Miley Cyrus und Zac Efron aus. Jedem also sein Sexidol! In Japan gelten übrigens Sumoringer als absolute Favoriten und stehen noch vor Stars und Sternchen aus Film, TV und Musik – je mehr Speck, desto besser.

Er sagt	**Er meint**
„Heute Abend gehen wir richtig teuer essen!“	Danach geht die Post ab!
„Zieh doch heute Abend das kleine Schwarze an!“	Attraktiv für den Abend und geil auch ohne!
„Morgen Abend kommen Geschäftspartner – zieh dir was Nettes an!“	Auch privat bin ich ein super Typ und habe eine geile Frau!
„Ich habe heute meine Freunde zum Skat eingeladen.“	Ich zeige ihnen, wo hier der Hammer hängt und die Mutti spurt.
„Für uns beide habe ich einen sündhaft teuren Wochenendtrip gebucht!“	Damit ist der Weg frei!

Sie sagt

... hier nichts – denn die Anmache und damit einhergehende Prahlerei bleibt immer noch meistens den Männern überlassen!

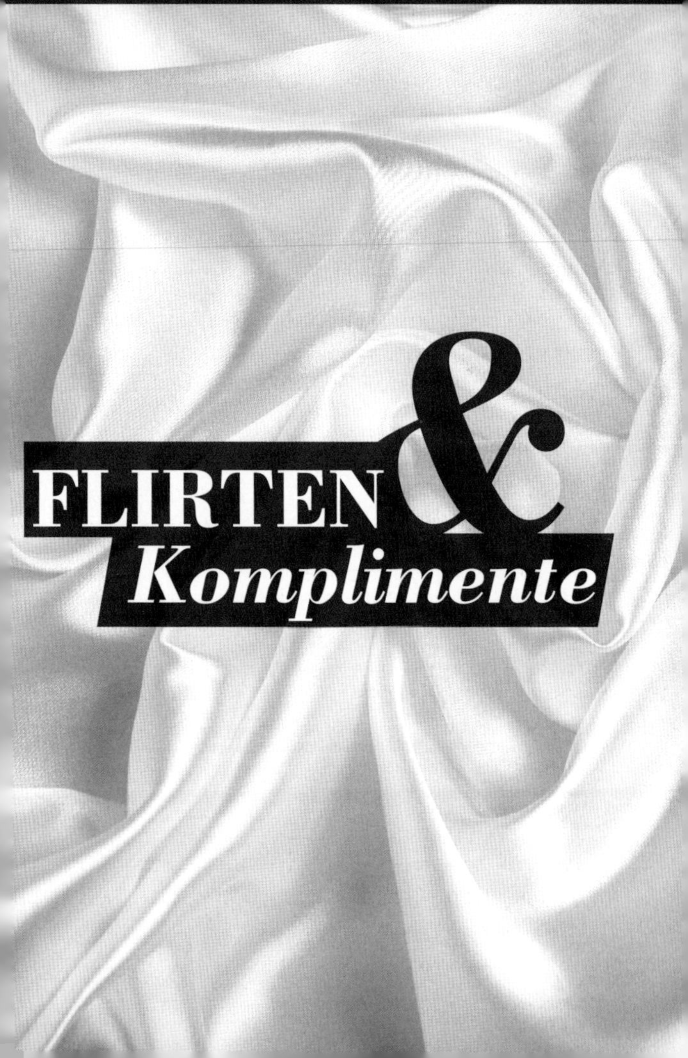

FLIRTEN & *Komplimente*

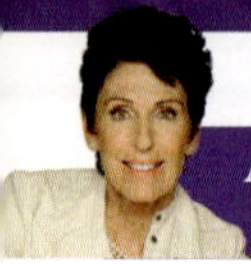

ALLER ANFANG IST SCHWER …

Der Begriff „Flirten“ ist durchaus gebräuchlich – das Wort „Anmache“ wird manchmal sogar überstrapaziert. Blöd daran ist nur, dass die meisten Männer und auch Frauen diese Begriffe total verwechseln, wenn sie ein Objekt ihrer Begierde ausgemacht haben. Dann wird nämlich nicht geflirtet, sondern gleich eine mehr oder weniger derbe Anmache gestartet:

„Hast du eine Taschenlampe in der Tasche, oder freust du dich nur, mich zu sehen?!“

Oder: „Hast du eine Wasserader zwischen den Beinen, meine Wünschelrute schlägt aus?!“

Auch schlimm: „Dein Kleid passt zu meiner Bettwäsche, das musst du unbedingt sehen!“

Ganz Hartgesottene gehen direkt zum Angriff über und verschütten ein Glas Wein oder Bier auf Hose oder Rock, um dann mit dem Vorschlag zu kommen: „***Wir gehen am besten nach Hause zu mir, dann wird alles wieder trocken.***“ Diese Art von Anmache funktioniert nur im

Film – im normalen Leben handelt man sich eher eine schmerzhafte Abfuhr ein. Total unpassend sind auch alberne **Blondinenwitze** oder eben total versaute Sexsprüche. Der erste Schritt, um jemandem näherzukommen ist also der Flirt!

Was aber ist ein Flirt?

Ein Flirt ist eine ganz besonders herrliche Situation voller Beschwingtheit und erotischem Reiz. Man fühlt sich frei, entspannt und angeregt. Ein bisschen so wie nach einem Schluck Champagner zu viel. Aber man fühlt sich durch und durch bestätigt. Da ist jemand, der mit einem Lächeln signalisiert: **Ich finde dich attraktiv!**

Geflirtet wird manchmal aus Langeweile – wie etwa am Flughafen, wenn der Abflug wieder mal verschoben wurde. Eigentlich ist man stocksauer, aber dann schaut man so in die Runde, findet jemanden sympathisch und lächelt! Lächelt das Gegenüber zurück, gibt einem das doch schon ein gutes Gefühl. Man wünscht sich noch einen guten Flug – und das war es schon.

Ab und zu flirten wir auch in der Kneipe, denn hier ist es einfach, ziemlich schnell miteinander ins Gespräch zu kommen und zu sagen: ***„Darf ich Sie auf ein Glas Wein einladen?“*** Vielleicht wird aus einer solchen Einladung ja mehr …

AAAH! AHA! **Ganz wichtig beim Flirten ist die Körpersprache:** Gehen Sie immer mit offenen Augen durch die Welt, sonst merken Sie wahrscheinlich gar nicht, dass Sie beflirtet werden. Lächeln Sie den anderen offen an und halten Sie Blickkontakt. Stehen oder sitzen Sie niemals mit verschränkten Armen oder verknoteten Beinen – das heißt nämlich nichts anderes als: Ich will nichts mit dir zu tun haben! Lass mich in Ruhe!

Machen Sie als Frau auch nicht den Fehler und wühlen Sie auf einmal hektisch in Ihrer Tasche oder in Ihren Haaren, das sieht nicht sexy aus, sondern zeigt dem anderen, dass Sie unsicher sind. Sie sollten den Mut haben und zugeben, dass Sie ihn oder sie sehr sympathisch finden und fragen: „*Darf ich Sie auf einen Cappuccino einladen?*“ Das ist übrigens unverfänglicher als eine Einladung auf ein Glas Wein, denn das wird ja in der Regel am Abend getrunken. **Und so eine Einladung kann abschrecken.**

XXX

Wenn der beflirtete Mensch allerdings so eine Einladung mit einem strahlenden Lächeln ablehnt, darf darüber niemand böse sein. Denn – und das vergessen die meisten ebenfalls – ein Flirt ist eine absolut unverfängliche Situation, die zu nichts, aber auch zu gar nichts verpflichtet. Ein Flirt kann so schnell abgebrochen werden, wie er begonnen hat. Und keiner ist böse. Man muss es eben nur wissen!

Vorsicht ist geboten, wenn man mit seinem Partner unterwegs ist und seine Flirtlust nicht im Griff hat. Da kann es dann zu entsetzlichen Eifersuchtsszenen kommen. Wer also weiß, dass der Partner eifersüchtig ist, sollte das lieber lassen. Auf der anderen Seite aber darf ein eifersüchtiger Partner ruhig ein bisschen stolz darauf sein, dass seine Freundin angeflirtet wird. Es bedeutet doch, dass er eine ganz tolle Frau hat – die zu ihm gehört!

Schwierig kann es auch im Urlaub werden, denn nicht jede Frau und nicht jeder Mann, der am Strand herumliegt, ist auch Single! **Hier kann es böse Überraschungen geben,** wenn man, anstatt vorsichtig zu flirten, gleich mit der Tür ins Haus fällt. Übrigens: Flirten muss man nicht immer nur mit Menschen, die man zufällig trifft. Flirten sollte man durchaus mit seinem eigenen Partner. Der freut sich bestimmt, wenn er wieder mal mit einem Lächeln bedacht wird, das er schon lange Zeit nicht mehr bekommen hat.

Und wer jetzt sagt: „*Das kann ich nicht. Ich habe keine Ahnung, wie ich das machen soll!*“, der muss es halt wieder lernen. Setzen Sie sich zu Hause vor Ihren Spiegel und üben Sie lächeln: nicht verkrampft und kritisch – strahlen Sie sich selbst an! Das macht jede Menge Spaß, und Sie können dann völlig locker ausgehen und das Gelernte gleich am lebenden Objekt versuchen! Viel Erfolg dabei!

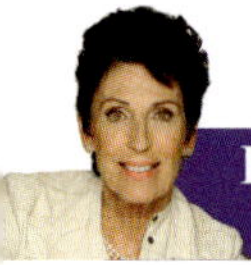

KOMPLIMENTE – EHRLICH UND UNEHRLICH GEMEINTE

Mit Komplimenten ist das so eine Sache; entweder werden sie hocherfreut und überglücklich angenommen oder sie lösen einen Wutanfall aus. Es gibt aber auch Komplimente, die klingen eigentlich ganz gut, sind aber – im falschen Moment angebracht – der totale Abtörner, wie folgende Situation zeigt:

OOOH! OOOH! **Eine attraktive Frau** sitzt an der Bar, dahinter steht – wie sollte es anders sein – ein unglaublich gut aussehender Barkeeper. Sie fangen an zu flirten, und sie bestellt bei ihm ein Glas Champagner! Mit einem strahlenden Lächeln stellt er ihr das Glas auf den Tresen. Sie strahlt zurück und hofft natürlich auf ein tolles Kompliment. Das kommt auch wie aus der Pistole geschossen: ***„Wissen Sie, wie Sie aussehen?“*** Sie fragt erwartungsvoll zurück: „Wie denn?“ Und darauf antwortet er: ***„Wie die Mutter meiner Freundin.“*** Sie schaut ihn vernichtend an, trinkt aus, zahlt und geht, ohne ihn noch eines einzigen Blickes zu würdigen.

XXX

Was ist ein Kompliment?

Es ist eine wohlwollende, freundliche Äußerung gegenüber einer anderen Person. Dies kann sowohl Eigenschaften oder Leistungen betreffen als auch äußere Merkmale wie geschmackvolle Kleidung oder unglaublich gutes Aussehen. Im allgemeinen Sprachgebrauch sagt man: „Hut ab“, „Alle Achtung“ oder schlicht und ergreifend ***„Mein Kompliment“***.

Je nach Kulturkreis reagiert man auf Komplimente sehr unterschiedlich. Während man in China dazu verpflichtet ist, ein Kompliment mehrmals zurückzuweisen, sollte in Europa ein Kompliment dankend angenommen werden. Auf jeden Fall ist es immer richtig, sich über ein ernst gemeintes Kompliment zu freuen und dies auch zu zeigen. Komplimente sind dazu da, eine gute Gesprächsatmosphäre zu schaffen.

Leider werden Komplimente aber oft als **unehrlich** abgetan. Deshalb sollte man nur ernst gemeinte Komplimente verteilen. Tut man das nicht, reiht man sich automatisch in die Reihe der „Bauchpinsler“, „Komplimente-Angler“ oder „Schleimer“ ein. Mit Komplimenten und Lob muss man eben richtig umgehen!

„Es ist schön, mit dir zusammen zu sein" oder ***„Du bist mein bester Freund"*** – nach diesen Worten sehnen sich die Menschen. Man empfindet Freude, Glück, und das Selbstvertrauen steigt. Die Freude ist umso größer, je mehr einem der andere bedeutet. Und vielleicht auch, je seltener er ein solches Kompliment macht. Deshalb sollte man es mit dem „Komplimente machen" nicht übertreiben!

Wie geht man nun mit Komplimenten um?

Man darf sie auf alle Fälle annehmen und sich freuen, dass dem anderen etwas gefällt. Deshalb ist niemand überheblich. Generell sollte man sich immer wieder in Erinnerung rufen: Unser Gegenüber hat sich die Mühe gemacht, etwas Nettes zu sagen. Es möchte, dass Sie sich freuen. Warum, bitte schön, sollte man ihm den Wunsch nicht erfüllen?

Wenn man sich zu Komplimenten hinreißen lässt, dann am besten immer ehrlich bleiben und keine abgedroschenen Sprüche machen. Ansonsten läuft man Gefahr, genau das Gegenteil zu erreichen: Sie landen nicht mit dem **Objekt Ihrer Begierde** im Bett, sondern vor der Tür! Und zwar alleine!

Folgende Sprüche sind absolute No Gos

„Du kochst besser als meine Mutter!“
„Du stinkst – lass uns duschen gehen!“
„Hey Süße, haste Bock, mit 'nem Hengst durch die Gegend zu reiten?“
„Das Bier ist so teuer. Kann ich dich kaufen?“
„Du bist zwar nicht mein Typ, aber ich bin ja tolerant.“
„Ich weiß, dass Milch schön macht, aber hey – wie viel hast du davon getrunken?“
„Für dein Alter siehst du noch ziemlich gut aus!“

Er sagt	**Sie denkt**
„Du hast eine Figur wie ein Model!“	Ist dieser Typ eigentlich blind? Ich weiß ja selbst, dass ich Speckröllchen unter der Bluse habe.
„Ich kann deine Brüste vergrößern – durch Handauflegen!“	Absolut unverschämt!
„Ist dein Bett auch so kuschelig wie meins?“	Dann geh doch nach Hause!

„Hast du mal 20 Minuten Zeit und 30 cm Platz?“	Die hat gesessen, die Ohrfeige!
Sie sagt	**Er denkt**
„Der Stefan ist übrigens echt eifersüchtig, weil wir beide uns heute treffen!“	Ständig redet die vom Ex – will die noch was von dem Typen?!
„Du hast unglaublich schöne Haare!“	Ziemlich bescheuert die Gute! An meiner vier Millimeter langen Haarpracht zeigen sich doch schon lichte Stellen!
„Willst du selbst mal Kinder haben, die so niedlich sind wie du?“	Oh Schreck, lass nach ... Wie werde ich die jetzt wieder los?!
„Beim Essen möchte ich auf jeden Fall selbst zahlen.“	Emanzipierte Zicke!

& EROTISCHE TRÄUME
die besten LIEBHABER

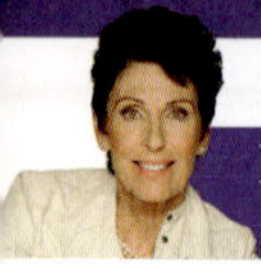

EROTISCHE TRÄUME – UND WAS SIE BEDEUTEN

Während wir friedlich in den Kissen schlummern, läuft unser Gehirn auf Hochtouren. Unser Kopfkino produziert unanständige Bilder, erotische Szenen und Berührungen. Und plötzlich klingelt der Wecker, man wacht auf und ärgert sich! Eben noch war man mitten in einem wunderschönen erotischen Traum, und nun ist der schon wieder vorbei.

Oder aber: Sie wachen auf und sind noch im Nachhinein ziemlich beschämt – weil Sie zum Beispiel splitternackt durch eine Straße gelaufen sind, **Sex mit einem Kollegen hatten,** den Sie eigentlich gar nicht so toll finden, Sex in der Öffentlichkeit oder sogar mit dem gleichen Geschlecht.

Sexuelle bzw. erotische Träume heißen aber nicht immer, dass Sie genau das, was Sie geträumt haben, gerne tun würden oder gar vermissen. Dahinter verbirgt sich oft eine Symbolik, die leider nicht ganz einfach und immer klar zu deuten ist. Das geht selbstverständlich auch nie eins zu eins, denn jeder Mensch ist zum Glück anders.

Doch in aller Regel bedeuten bestimmte „Symbole" meist das Gleiche. So können erotische Träume beispielsweise darauf hinweisen, dass Sie gerne aktiver im zwischenmenschlichen Bereich wären – wie etwa alte Freundschaften zu pflegen oder sich wieder verstärkt dem Partner zuzuwenden.

Nackt in der Öffentlichkeit

Peinlicher geht es nun wirklich nicht! Und was bedeutet es, wenn wir nackt herumlaufen, im Büro auftauchen oder Ähnliches? Nackt sind wir schutzlos, unverstellt und können nichts mehr verbergen. Der Traum fordert auf, ehrlich mit sich selbst zu sein – sich endlich nichts mehr vorzumachen.

Sex – fast vollständig bekleidet

Sind beide Partner beim Sex angezogen, so zeigt das mögliche Hemmungen bei zumindest einem der Partner an, die sich auf das Ausleben der Sexualität beziehen. Gerade wenn man von bestimmten Sexpraktiken träumt, die im wachen Zustand noch nie ausprobiert wurden, kann dies auf unterdrückte sexuelle Wünsche hinweisen. Unter Umständen haben früher die Eltern oder Erzieher manche Sexpraktiken als schmutzig und abnormal bezeichnet.

Ausbleibender Orgasmus

Kommt es beim Liebesspiel im Traum nicht zum Höhepunkt – obwohl man den Drang danach verspürt –, hat das mit Angst vor sexueller Nähe zu tun.

Missionarsstellung

Der Traum vom Sex in der Missionarsstellung kann darauf hinweisen, dass man Trost und Streicheleinheiten benötigt. Es ist nicht Sex, der gesucht wird, sondern Zuneigung und Liebe.

Sex mit einem Unbekannten

Wer das träumt, sehnt sich wahrscheinlich nach einem rein sexuellen Kick – daher der Unbekannte, der Fremde. Häufig ist dieser gesichtslos und der Sex eher ein scharfer Quickie als eine romantische Nummer.

Gefesselt sein

Managen Sie erfolgreich Ihren Alltag? Tragen Sie viel Verantwortung? Vielleicht sehnen Sie sich danach, sich auch einmal zu unterwerfen und alles geschehen zu lassen. Wer einen erotischen Traum hat, in dem er oder sie gefesselt ist, will die Kontrolle einfach mal abgeben – vielleicht im Bett, vielleicht im ganz normalen Leben.

Als Frau: Sex mit einer anderen Frau

Diese Frau ist nicht lesbisch. Es weist eher darauf hin, dass es mit dem Partner sexuell gerade nicht optimal läuft. Vielleicht ist da ja noch ein Zärtlichkeitspotenzial vorhanden, das ausgeschöpft werden könnte ...

Füttern bzw. sich füttern lassen

Dem Partner etwas in den Mund zu stecken und die erotische Stimmung dabei zu spüren, kann bedeuten, dass man den Partner befriedigen will. Werden Sie jedoch selbst im Traum gefüttert, so sehnen Sie sich nach Aufmerksamkeit und Befriedigung.

Sex mit einem Star

Dieser Traum ist selten, der Traum vom Sex mit dem Unbekannten häufiger. Träumt man allerdings von einer erotischen Erfahrung mit einem bekannten Star, hätte man gerne mehr Anerkennung.

Selbstbefriedigung

Wenn im Traum „selbst Hand angelegt wird“, spielt die eigene Sexualität gerade eine besonders große Rolle. Tun Sie es mit sich selbst in Gegenwart einer anderen Person, deutet das darauf hin, dass Sie dem anderen gerne Ihre sexuellen Bedürfnisse mitteilen würden. Empfinden Sie Schuldgefühle dabei und fühlen sich ertappt, könnte es sein, dass Sie derzeit ein blockiertes Verhältnis zur eigenen Sexualität haben.

Andere beim Sex beobachten

Vorsicht ist geboten, wenn Sie im Traum andere beim Sex beobachten – dann ist in Ihrer Beziehung vielleicht etwas faul!

XXX Erotische Knisterlust

Sie träumen plötzlich von einer erotischen Begegnung mit einem Menschen, den Sie sonst eher unsympathisch finden? Oder zu dem Sie sich normalerweise nicht hingezogen fühlen? Dann heißt das nicht, dass Sie diese Person in Wirklichkeit toll finden. Es deutet eher darauf hin, dass Sie das Gefühl haben, den Menschen mal etwas näher betrachten zu müssen, um positive Seiten an ihm oder ihr zu entdecken.

18+ Sex zu dritt

Hier gibt es zwei Deutungsmöglichkeiten: Entweder will man etwas mehr experimentieren. Oder man fühlt sich eventuell – wenn der Traum durch Angst gekennzeichnet ist – vom Partner sexuell überfordert.

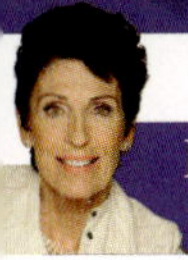

DIE „BESTEN“ LIEBHABER DER WELT

Falls Sie Ihre Träume nun gerne in die Realität umsetzen wollen, müssen Sie unbedingt wissen, wie man ein wirklich guter Liebhaber wird! Das ist mit ein wenig Einfühlungsvermögen nämlich gar nicht so schwer.

Die Franzosen sind Weltmeister beim Sex – zumindest nach eigenen Angaben.

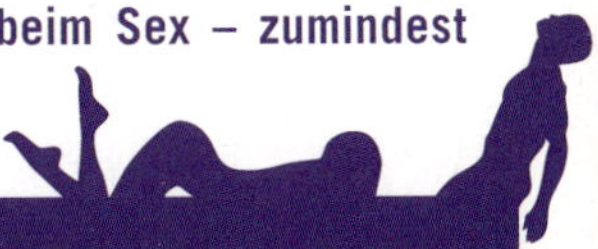

So sollen die „French Lovers“ angeblich 167 Sexualkontakte im Jahr haben. Es folgen die Niederländer mit 158 und die Dänen mit 152. Die deutschen Männer kommen durchschnittlich 147-mal zur Sache. Ganz abgeschlagen sind die USA mit 138 und Spanien mit 121. Schlusslichter bilden Thailand mit 112 und Singapur mit 110 Sexualkontakten.

Interessant ist, dass deutsche Männer und Frauen die Italiener für die besten Liebhaber halten. Die viel gepriesenen Italiener selbst sind davon überzeugt – und zwar zu 69 Prozent –, dass sie die besten Sexpartner im eigenen Land finden. Getoppt werden sie nur noch von den Griechen, die zu 77 Prozent ihre Nation in Sachen Sex am allerbesten finden.

Was macht einen Mann zum besten Liebhaber?

Jeder Mann wünscht sich, ein guter Liebhaber, wenn nicht sogar der beste Liebhaber aller Zeiten zu sein. Er möchte seine Partnerin sexuell glücklich machen und ihr die größtmögliche Lust bereiten. Doch 56 Prozent der sexuellen Wünsche von Frauen bleiben unerfüllt.

Einer der wichtigsten Gründe dafür: Irrtümlicherweise nehmen die meisten Männer an, dass eine Frau genau das sexuell befriedigt, was auch ihnen Befriedigung verschafft. **Das aber ist nicht richtig.** Frauen erleben die Sexualität anders als Männer. Nur wenn ein Mann das weiß und akzeptiert, kann er dauerhaft und immer wieder die Lust einer Frau wecken, sie erregen und sexuell wirklich zufriedenstellen. Und den damit verbundenen Genuss selbst voll auskosten.

XXX

Einen guten Liebhaber zeichnet auch aus, dass er die Fähigkeit besitzt, eine Frau mit Händen, Zunge und Lippen zu verwöhnen. Dass Männer ein langes Vorspiel für Zeitverschwendung halten und lieber gleich zur Sache kommen, ist übrigens ein Vorurteil! 76 Prozent der Männer und 69 Prozent der Frauen genießen es, wenn der Partner sich viel Zeit nimmt. Ein zweites Vorurteil wird ebenfalls nicht bestätigt: dass Männer beim Sex generell härter rangehen, während die Frauen unbedingt auf Blümchen-Sex stehen. Nur 37 Prozent der Männer und 23 Prozent der Frauen mögen es gerne mal härter!

Ein wirklich guter Liebhaber muss nicht wirklich ein unglaublich schöner Mann sein, aber er sollte immer gepflegt sein und einen durchtrainierten Körper haben. Dass genau das nicht immer der Fall ist, weiß eine kluge Frau – wahre Schönheit kommt eben von innen!

Paargespräche

Er sagt

„Lade doch mal deine Freundin ein – wäre doch mal schön."

Er meint

Geil, so ein flotter Dreier!

Geile Idee, dann könnte ich mal zuschauen ...

Sie denkt

Genüge ich ihm nicht mehr?

Dann kann ich mich endlich beim Sex unterhalten!

Er sagt	Er meint
„Tut mir leid, dass ich so wild war. Ich hatte zu viel getrunken.“	Das war megageil. Können wir so was öfter machen?

Sie sagt	Er denkt
„Du bist ein miserabler Liebhaber!“	Wie kann sie das in zwei Minuten beurteilen?
„Ich will ehrlich zu dir sein: Vorhin habe ich einen Orgasmus vorgetäuscht!“	Hey, ich täusche schon seit Langem die ganze Beziehung vor.
„Gib mir einen guten Grund für Sex.“	Also ich brauche nur einen geeigneten Ort.

Von Legenden, Sprichwörtern & Klischees

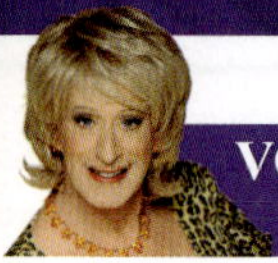

VON LEGENDEN, SPRICHWÖRTERN UND KLISCHEES

„Blondinen bevorzugt …“

So hieß der Film mit Marilyn Monroe aus den 1950er-Jahren, der viel zum Vorurteil beitrug, dass Männer am liebsten blonde Frauen – ob echt oder gefärbt – als Sexpartnerinnen haben. Auch die feste Überzeugung, dass skandinavische Frauen, die dem Klischee nach sowieso alle blond sind, sexuell besonders aufgeschlossen seien, wirkte an der Legende mit.

„ … aber Brünette werden geheiratet“

So kann man den Satz auch fortführen! Denn die Sexualität besitzt auch eine dunkle Seite, sodass sich Frauen mit anderen Haarfarben keine Sorgen machen müssen, für den Rest ihres Lebens alleine zu bleiben. Übrigens haben Umfragen ergeben, dass Blondinen öfter einen Orgasmus vortäuschen als Frauen mit anderen Haarfarben und dass Rothaarige angeblich am meisten Sex haben! Daraus folgerte der Volksmund …

„Wenn der Dachstuhl brennt, ist der Keller feucht“

Menschen mit roten Haaren mögen über so ein Vorurteil vielleicht geschmeichelt sein – besagt es doch, dass

Rothaarige besonders triebhaft sind. Aber in Zeiten, in denen gerade die Sexualität der Frauen verteufelt wurde, war das nicht unbedingt ein Kompliment!

„Südländer sind heißblütige Liebhaber“

Der Anspruch, den dieses Klischee vermittelt, kann jeden Mann im wahrsten Sinne des Wortes niederdrücken. Aber vielleicht sexualisiert ein wärmeres Klima ja tatsächlich – dann sollte der angeblich dröge Deutsche am besten das ganze Jahr über Urlaub machen, denn dort wird er sich zu ungeahnten Leistungen aufschwingen. Oder aber die schwüle Wärme legt selbst den ambitioniertesten einheimischen Liebhaber im Süden lahm. Dann ist an diesem Klischee rein gar nichts dran!

„Wie die Nase eines Mannes, so auch sein Johannes“

Schön wäre es, wenn dem so wäre! Zumindest für die Leute, die die Größe des Gemächts für wichtig halten. Leider muss ich diejenigen enttäuschen: Hierbei handelt es sich um ein Ammenmärchen! Die Ausmaße des Zinkens im Gesicht haben nichts mit den Ausbuchtungen unten zu tun. Genauso wenig zutreffend ist die angebliche Regel, dass der Penis ungefähr der Länge des Mittelfingers (bis zum Handwurzelgelenk messen!) entspricht. Es gibt viele mittelgroße Männer mit kleinen Händen, die mit Größe prunken können. Und so mancher Titan ist mit einem Penis im Normbereich ausgestattet. Um Nägel mit Köpfen zu machen: Der deutsche Durchschnittsdödel misst erigiert um die 14 cm – Abweichungen von 5 cm nach oben oder unten sind durchaus üblich. Männern ist die Größe ihres „besten Stücks“ oft wichtiger als ihren Partnerinnen. Viele Frauen empfinden es als unangenehm oder sogar schmerzhaft, wenn ein langer Penis den Gebärmuttermund berührt. Sich ausgefüllt zu fühlen, ist für die meisten Frauen viel entscheidender. Wenn ein Mann allerdings meint, er habe einen Durchmesser von 5 cm, sollte er zum Vergleich mal eine Rasierschaumdose in den Mund nehmen.

„Wenn man im Stehen Sex hat, kann die Frau nicht schwanger werden“

Als einigermaßen aufgeklärter Mensch kann man kaum glauben, dass vor allem Jugendliche von dieser „praktischen Tatsache“ überzeugt sind. Jeder Kontakt von Sperma mit der Vagina in der empfängnisbereiten Zeit – ob durch den Penis, mit den Fingern oder sonstwie übertragen – kann zu einer Schwangerschaft führen!

„Zwei Gummis übereinander bieten größeren Schutz vor ungewollter Schwangerschaft“

Auch diese Meinung ist leider falsch! Kondome bestehen in der Regel aus Latex und können beim Aneinanderreiben porös werden – und sind damit im höchsten Maße unsicher.

„Nur junge Leute haben viel Sex"

Klingt plausibel, weil junge Menschen rein hormonell gesehen auf dem Höhepunkt ihrer Vitalität sind. Trotzdem spielt nicht die Jugend eine so große Rolle bei der Anzahl der sexuellen Begegnungen, sondern die Beziehungsdauer. Beim frisch verliebten Paar – egal welchen Alters – ist die Lust eigentlich ständig vorhanden. Man macht es bei allen möglichen Gelegenheiten und an allen denkbaren Orten. Und dabei ist es völlig unbedeutend, ob es sich um Teenager oder Leute fortgeschrittenen Alters handelt. Nach einem Jahr haben statistisch gesehen allerdings nur noch vier Prozent aller Paare täglich Sex, was vielleicht auch eine Frage der Organisation ist.

18+ „Je oller, desto doller"

Der Spruch entspricht eher der Wahrheit. Miteinander vertraute Paare, und das sind naturgemäß ältere Menschen, können Schamgrenzen leichter überschreiten und sexuelle Tabus überwinden. Es gehört Selbstsicherheit dazu, sich einem anderen Menschen mit seinen sexuellen Fantasien zu offenbaren und diese auch gemeinsam auszuleben. Was nicht heißt, dass das nicht auch Leuten widerfahren kann, die sich überhaupt nicht kennen und im Schutz der Anonymität bleiben, wie beispielsweise bei einer Prostituierten.

„Geküsstes Fleisch leuchtet“

Das kann man natürlich auch über einen Putenrollbraten sagen, der zu lange im Kühlschrank lag und nun silbern vor sich hin schimmert! Aber der Satz hat eine gewisse Poesie. Und wer ein großes Stück vom Braten des sexuellen Glücks ergattert, scheint vor Freude zu leuchten. Dazu wendet die Natur einen Trick an: Bei zärtlichen Berührungen durch eine andere Person – und erst recht bei partnerschaftlichem Sex – wird das Hormon Oxytocin in einer wahnsinnig hohen Konzentration ins Blut geschossen. Dieses Hormon macht glücklich und ist nicht in der Apotheke erhältlich, sonst wäre die Menschheit wahrscheinlich schon ausgestorben. Ein Trick der Natur, die möchte, dass wir uns paaren, um für Nachwuchs zu sorgen. Andererseits ist Mutter Natur auch ein wenig betriebsblind, denn Oxytocin durchflutet den Körper bei jeder Paarung, egal welchem Geschlecht die Beteiligten angehören.

„Ein guter Hahn wird selten fett“

Weil Sex solchen Spaß macht, stimmt auch diese Volksweisheit. Mehr zu futtern, als der Körper braucht, ist oft die Folge sexueller Frustration und eine Ersatzhandlung. Verliebte aber sind sooo glücklich, dass sie einfach vergessen zu essen und ganz automatisch immer dünner werden.

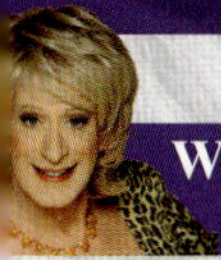

Welcher Sextyp sind Sie?

Nach einigen Jahren Sex weiß doch eigentlich fast jeder Mensch, was er besonders mag oder auch nicht. Trotzdem gibt es eine unüberschaubare Anzahl von Tests in Illustrierten, die uns erklären wollen, ob wir eine Bettpfostenamazone oder eine Klosterschülerin sind – ein Kavalier oder ein Wüstling.

Mögen Sie lange schwarze Lackstiefel und klassische Orgelmusik?
Natürlich, Sie sind eine Ledernonne!

Sie wissen einen schönen Schwanz zu schätzen und machen es am liebsten im Freien?
Eindeutig: eine sportliche Femme fatale!

Sie bevorzugen dominante Frauen und sind gern ans Bett gefesselt?
Okay, schon klar, Sie geben den unterwürfigen Pascha.

Nach außen hin serielle Monogamie und zur Abwechslung romantische Seitensprünge?
Sie sind ein Latin Lover!

Ob man leise stöhnt oder **lustvoll brüllt** – zack, Schublade auf, und der Typus ist klar festgelegt. Natürlich ist

Sexualität facettenreich, aber was bringt die Einordnung? Soll der Schnacker sich nach einer Fassadengestalterin umsehen, die Schmusekatze einen Kuscheltiger suchen? Gesellt sich besser Gleich und Gleich, oder ziehen sich Gegensätze an? Fragen, die jede(r) nur für sich selbst beantworten kann und für die es keine allgemeingültigen Antworten gibt.

Ob **„Stellungskrieger“** oder **„Engelchen“** – nehmen wir die Auswertungen der Befragungen einfach so wie die Horoskope in der Tageszeitung: unverbindlich und amüsant. Wert, einen Moment darüber nachzudenken, aber eigentlich nicht weiter wichtig. Aufgrund irgendwelcher Testergebnisse loszuziehen und schließlich den vermeintlich passenden Kandidaten abzuschleppen, bringt genauso wenig, wie sich den idealen Gefährten backen zu wollen. Letzten Endes fällt die Liebe sowieso dahin, wo sie will. **Liebe ist, wenn es passt!**

SEXAKT & *Fetische*

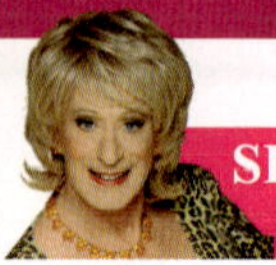

Sexakt – Hier geht's zur Sache

Enthaltsamkeit ist für viele die langweiligste der bekannten sexuellen Perversionen – und für die meisten ebenso wenig eine Tugend wie das Fasten. Dennoch verlangt etwa die katholische Kirche von ihren Nonnen, Mönchen und Priestern, keusch zu bleiben. Ob das wohl immer eingehalten wird? Ohne Grund gibt es bestimmt nicht so viele Witze über Pfarrer und ihre Haushälterinnen bzw. Berichte über schwule Geistliche ...

Denn der Mensch ist in erster Linie ein triebgesteuertes Wesen, und zu den Urtrieben gehört der Drang, sich fortzupflanzen. Deshalb streben die meisten auch nach Zweisamkeit – die man aber leider nicht auf Knopfdruck vorfindet. Und so wird das Glück schließlich selber in die Hand genommen. Nachdem beim Menschen die Arme bis über die Hüftknochen reichen, liegt das Gute ziemlich nah: **Masturbation** ist Sex haben mit einem Menschen, den man wirklich mag, wie schon Woody Allen sagte.

Sich selbst zu befriedigen, hinterlässt manchmal aber auch ein Gefühl der Traurigkeit. Das hat damit zu tun, dass wir für die Mühe, Nachwuchs zu erzeugen, von Mutter Natur bei der „partnerschaftlichen sexuellen Betätigung“ mit viel Spaß belohnt werden. Selbst bei zärtlichen Berührungen durch eine andere Person schießt das Hormon Oxytocin in einer ungleich höheren Konzentration ins Blut, als wenn man sich selbst berührt bzw. befriedigt. **Gemeinsamer Sex macht demnach sehr glücklich** und bindet die Partner aneinander. Deshalb sehnt sich die überwältigende Mehrheit der Menschen nach einem Gefährten oder einer Gefährtin. Und setzt meist Himmel und Hölle in Bewegung, um nur ja den richtigen Partner oder die richtige Partnerin auf diesem Erdball zu finden.

„Am Anfang steht die Erregung", erfährt man aus Aufklärungsbüchern. Das stimmt – aber die wenigsten teilen ihrem Gegenüber mit: „Schatzi, ich bin erregt!" Man ist spitz, rattig, wuschig, scharf, geil oder zeigt stumm, dass es nun bitte zur Sache gehen soll. Mit etwas Glück kommt es dann „zum Äußersten", wie Frauen es gerne treffend und ein bisschen ironisch nennen. Und mit noch etwas mehr Glück sind wir verliebt, wenn es „zum Äußersten" kommt. Es kann aber auch sein, dass wir einfach nur übereinander herfallen, ohne tiefere Gefühle für den Partner/die Partnerin zu empfinden. Manchmal ist Sex einfach nur Sex.

Im schönsten Fall ist **Verliebtheit** im Spiel – am besten natürlich bei beiden. Nüchtern betrachtet handelt es sich dabei um einen biochemischen Prozess, der im Körper abläuft: Noradrenalin wird in die Blutbahnen geschossen, das puscht. Gleichzeitig überflutet uns das „Glückshormon" Dopamin, und wir fühlen uns wie Jan Ullrich bei der Tour de France.

Wenn wir verliebt sind, sind wir optimistisch, geil, waghalsig, glücklich, vor allem aber ein „bisschen blöde". Alles andere tritt automatisch in den Hintergrund, und die Umwelt glaubt, man hat nicht mehr alle Fransen am Teppich. Verliebtheit ist ein herrlicher Ausnahmezustand, der glücklicherweise nicht ewig anhält und am besten in Liebe übergeht. Erzwingen kann man Verliebtheit natürlich nicht: Wer mit aller Gewalt Schmetterlinge im Bauch fühlen will, muss sich leider Raupen in den Popo stecken.

Wenn Mann und Frau Sex haben, kommen im Grunde zwei unterschiedliche Körper und Seelen zusammen, die nicht unbedingt im Gleichklang schwingen, sich aber ergänzen. Wir dürfen nicht vergessen: Die Natur möchte vor allem, dass wir die Art erhalten und möglichst optimalen Nachwuchs zeugen; belohnt werden wir für unsere unglaublichen Mühen mit einem Orgasmus. Im ursprünglichen Plan von Mutter Natur war nicht vorgesehen, dass auch Gefühle im Spiel sein können. Und so wirkt das Verhalten beim Akt wechselseitig möglicherweise befremdlich.

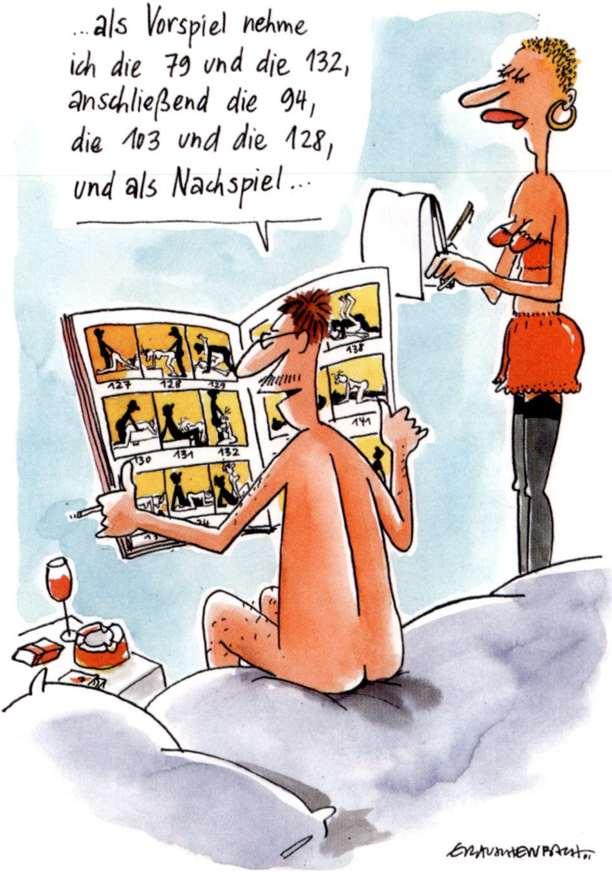
...als Vorspiel nehme ich die 79 und die 132, anschließend die 94, die 103 und die 128, und als Nachspiel...
127
128
129
130
131
132
138
141
GRAUMHENBACH

Deshalb ist es auch nicht weiter erstaunlich, dass Männer und Frauen **unterschiedlich lange bis zum Höhepunkt** brauchen. Rein statistisch gesehen benötigt ein Mann durchschnittlich drei Minuten bis zum Orgasmus – Frauen hingegen 15 Minuten. Er soll ja eigentlich nur seine Spermien abgeben, und dafür gibt es zur Belohnung den frühen Orgasmus. Käme die Frau eher als er, würde sie sich vielleicht mit Dank, aber „unbefruchtet" zurückziehen. Aber auch die Männer sollen sich anstrengen, damit es der Frau Spaß macht und sie auch beim nächsten Mal wieder geneigt ist mitzumachen. Also hat die Orgasmusfähigkeit der Frau durchaus ihren Sinn. Ohne den möglichen Höhepunkt wäre kaum eine Frau bereit, ihre Zeit zu opfern und vor allem: ihre Frisur zu ruinieren.

Der Mann, einmal losgelassen, will den Höhepunkt erreichen. Wenn der Verstand sich ausschaltet, gibt es nur noch dieses eine Ziel. Nun bleibt es der Frau überlassen, einen kühlen Kopf zu bewahren. Seit Urzeiten sind die Rollen so verteilt: **Er rammelt drauflos** und vergisst alles um sich herum; sie achtet darauf, dass nicht plötzlich ein Säbelzahntiger aus dem Badezimmer kommt. Er grunzt – und sie überlegt derweil, ob die Bettwäsche eigentlich farblich zur Tapete passt oder die Decke mal wieder gestrichen werden sollte. Um sich ganz und gar im Akt zu verlieren, muss die Frau sich sicher und behütet fühlen. So sieht das Grundschema aus, aber glücklicherweise hat sich im Laufe von Jahrmillionen der Verstand entwickelt – und wir können diese naturgegebenen Zwänge überwinden und tun das sogar manchmal.

Immer mal wieder drängelt sich allerdings unser „Grundtypus“ in den Vordergrund, und der Sex spielt sich ab wie in der Steinzeit. Ein sehr häufiges Phänomen ist beispielsweise, dass die meisten Männer nach dem Akt zur Seite sacken und eine Zeitlang keine Berührung ertragen. Manche fallen sogar in einen kurzen Tiefschlaf, und die Partnerin liegt daneben und fragt sich, ob es ein Weiterleben nach der Ejakulation gibt.

Die Männchen können nichts dafür, nur das Hormon Prolaktin: Das wird beim Orgasmus ausgestoßen und sorgt dafür, dass der Mann etwas Zeit braucht, um seine Batterien wiederaufzuladen. **Er ist glücklich,** aber müde. Die einzigen höherstehenden Wesen, die durch sexuelle Betätigung einen Energieschub erfahren, sind Frauen und Hühner – so heißt es zumindest! Sie fangen sofort an, ein Nest zu bauen und sind voller Tatendrang.

Es gibt allerdings einige Menschen, die an der Stelle quasi einen blinden Fleck besitzen, wo sich bei der Masse die Lust oder der Wunsch, mit einer anderen Person Sex zu haben, befindet. **Asexualität nennt man dieses Phänomen,** das ganz unterschiedliche Gesichter haben kann. Körperliche Ursachen, wie bestimmte chronische Krankheiten, können der Grund sein, dass jemand sein Verlangen verdrängt und sich mit der Unfähigkeit, Sex zu haben, arrangiert. Oft ist Asexualität aber durch psychische Verletzungen bedingt. So können sich beispielsweise manche Menschen in der Sexualität dem anderen nicht offenbaren. Er mag einen Trieb verspüren, wird ihn aber alleine oder mit einem sexuellen Fetisch ausleben. Wieder andere sind von bestimmten Eigenschaften ihrer Mitmenschen angezogen, aber jedes sexuelle Verlangen ist ihnen fremd. Und schließlich die gar nicht so kleine Gruppe derer, denen es nicht gelingt, **Gefühle und Sex miteinander zu verbinden**.

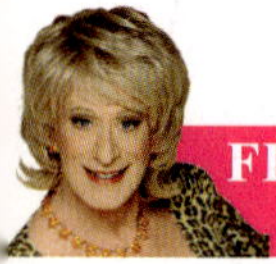

FETISCHE – WIE SEHEN DIE DENN AUS?

Verliebt in eine Brücke, verlobt mit einem Baum, verheiratet mit einem Luftballon – in Sachen Vorlieben und Hilfsmittel gibt es nichts, was es nicht gibt. So unterschiedlich jeder Mensch ist, so verschieden können auch seine im Geheimen oder ganz offen gebrauchten sexuellen Fetische sein.

Der Begriff Fetischismus leitet sich von dem lateinischen „facticius“ ab, was so viel heißt wie „nachgemacht“ oder „künstlich“. Dabei geht es um die Fixierung auf einen Gegenstand oder einen bestimmten Körperteil des Partners, der wichtig ist, um die sexuelle Erregung zu steigern und die Befriedigung zu erhöhen. Bei manchen Leuten geht diese Leidenschaft sogar so weit, dass sie ohne den Fetisch gar nichts mehr machen können. Aber erst wenn jeder Bezug zu einem anderen Menschen verloren geht, wird es kritisch.

Jedes Kleidungsstück kann zum Fetisch werden!

Von schmutzigen weißen Tennissocken bis hin zu grauen zerlöcherten Kniestrümpfen reicht die Palette der Strumpffetischisten. Unterwäscheliebhaber fahren auf raffinierte Dessous oder ausgeleierte Feinrippschlüpfer ab – frisch gewaschen oder getragen. Die Variationen von anregender Berufsbekleidung sind nicht zu zählen und gehen von der Krankenschwesterntracht über die Melkerkleidung bis hin zur Uniform.

Bei manchem Geschäftsessen sitzt mehr als ein Strapsträger am Tisch, der nicht weiß, dass sein Gegenüber **der gleichen Leidenschaft frönt**. Es gibt sehr viel mehr Menschen als man ahnt, die unter ihrer Alltagskleidung einen Latexbody tragen und im eigenen Saft schmoren:

Well done im Bratschlauch! Manchmal ist auch wichtig, ob die Kleidung schon getragen wurde oder wer der Vorbesitzer war.

Meistens ist das Material eines Gegenstands von größerer Bedeutung als seine Form. Gummi und Leder, Nylon und Seide, Pelz und Wolle gehören zu den beliebtesten Materialien. Selbst Luftballons haben eine große Fangemeinde – die empfindet das Zerplatzen tatsächlich als besonders anregend. Was mit ihnen sonst noch alles möglich ist, **bleibt der Fantasie überlassen**. Die Leidenschaft vieler Frauen für ihre Pumpskollektion gehört sicherlich in einen Grenzbereich, aber Schuhfetischismus ist ziemlich weit verbreitet. Auch mancher Mann hat eine geheime Liebesbeziehung zu Schuhen, seien es Gesundheitssandalen oder die Lackstiefel aus dem Übergrößengeschäft.

Zu den etwas merkwürdigen sexuellen Vorlieben gehört sicher die Plushophilie, wobei man sich durch Plüschtiere erregen lässt. **Die sexuelle Neigung** zu Bäumen nennt man Dendrophilie, und mit Statuophilie ist natürlich eine erotische Beziehung zu Statuen gemeint. Gewöhnungsbedürftig ist der Gedanke, dass im Allgemeinen als etwas unappetitlich angesehene Gegenstände zum Fetisch werden können. Dass es sexuell motivierte erwachsene Windelträger gibt, hat sich aber inzwischen herumgesprochen.

Darüber hinaus gibt es einen florierenden Handel mit gebrauchter Unterwäsche, die zahlreiche und zahlungskräftige Liebhaber hat. Über Fetischisten, die mit Hackfleisch Orgien veranstalten, mag die Mehrheit bestimmt nicht gern lange nachdenken. Auch hört man von Menschen, die **eine sexuelle Beziehung** zu ihrer Heimorgel oder einer Kreissäge haben, und von anderen, die Gipsverbände als das Größte ansehen. Jedem Tierchen sein Pläsierchen! Solange kein anderer Mensch in seiner Freiheit eingeschränkt wird, kann im Grunde jeder Fetisch toleriert werden.

Vokabeln

blickficken	jemanden mit Blicken ausziehen
daddeln	masturbieren
Endgegnerin	eine Frau, die nicht leicht zu haben ist
fickrig sein	Lust auf Sex haben
Kabelzupfer	masturbierender Mann
klarmachen	rumkriegen, abschleppen
kleines Volk	Sperma

Knieschoner	Hängebrüste
Kummerhupen	sehr kleine Brüste einer Frau
Matz	Sexbombe
Milchfabrik	große weibliche Brust
rattig sein	Lust auf Sex haben
rumludern	rummachen
Schnitzelwichser	sexbegierige Person
sich einen downloaden	masturbieren
sich einen von der Palme wedeln	masturbieren
Taschenbillard spielen	sich durch die Hosentaschen an den Hoden rumspielen
unterfickt sein	sexuell unbefriedigt sein
Verteilerdose	Frau mit Geschlechtskrankheiten
Waldrodung	Intimrasur
wuschig sein	erregt sein

SEX-stellungen & SEXPANNEN

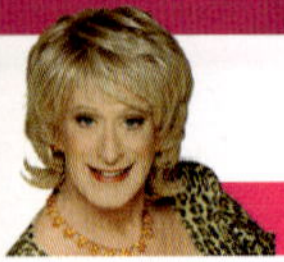

SEXSTELLUNGEN

Das Wunderbare beim Sex ist, dass sich unsere Körper auf unterschiedlichste Art und Weise miteinander vereinigen können. Diese Stellungen während des Aktes zu benennen, ist eher albern, aber zu wissen, was gemeint ist, kann nie schaden.

Und Vorsicht: Der Sprung vom Schlafzimmerschrank in Richtung Wasserbett klingt eher waghalsig, und die Position aus dem Kamasutra „den Nagel einschlagen“ nach Sex mit einem Handwerker. Letztendlich sind der Fantasie keine Grenzen gesetzt. Wie heißt es so schön: Alles kann, nichts muss.

Missionarsstellung

Die wahrscheinlich am häufigsten eingenommene Position ist die sogenannte Missionarsstellung. Sie zeugt von wenig Fantasie, hat aber auch ihre Vorteile. Angeblich rührt der Name daher, dass christliche Missionare in der Südsee schockiert über die **ungewohnten Sexstellungen** der Eingeborenen waren. Mit Zeichnungen verdeutlichte man schließlich den Insulanern die einzig akzeptierbare Position – das Gelächter soll groß gewesen sein. Dabei liegt die Frau mit gespreizten Beinen auf dem Rücken und der Mann mit gestreckten Beinen auf ihr. Die unten liegende Frau kann sich zwar kaum bewegen, dafür können sich beide beim Sex in die Augen sehen und im Gesicht des anderen lesen, was in ihm/ihr vorgeht. **Ein Kissen unter dem Po** sorgt dafür, dass sie ihm entgegenkommt, und wenn sie ihre Knie hochzieht, kann er sehr tief eindringen. Auch zwei Männer können in dieser Stellung Sex miteinander haben, wobei der unten liegende ebenfalls seine Knie an die Brust zieht oder dem Partner seine Beine über die Schultern legt.

Gegenüber auf der Seite liegend

Eine der beliebtesten Positionen, weil beide Partner sich dabei sehr nahe sind. Aber auch hier sind die Bewegungen ein wenig eingeschränkt. Dafür kann ein Partner zum Beispiel beim Küssen durch die Nase einatmen und den Atem weitergeben, den der andere dann durch die Nase entweichen lässt.

Löffelchen-Stellung

Hier ist der Name Programm: Die Partner liegen wie zwei sich hintereinander befindende Löffel im Besteckkasten und sind sich sehr nahe. Von hinten dringt der „aktive“ Partner in die Vagina oder den Anus des „passiven“ Partners ein. In dieser Stellung haben beide zwar keinen Blickkontakt, aber die Körper sind eng aneinandergepresst – und es gibt viele verschiedene Variationen. Der hintere Partner kann den vorderen überall berühren, und man kann in dieser Position nach dem Orgasmus sogar ineinander verkoppelt einschlafen. Viele Frauen bevorzugen in der Schwangerschaft diese Stellung, weil so der Bauch entlastet wird.

18+ XXX Reiterstellung vorwärts oder rückwärts

Auch die Reiterstellung gehört zu den beliebtesten Positionen beim Geschlechtsverkehr. Der Mann liegt auf dem Rücken, die Frau steigt über ihn und führt auf ihm kniend oder hockend das Glied ein und bestimmt das Bewegungstempo.

Vorsicht, bei zu starkem Hin- und Herschaukeln kann sein „bestes Teil" brechen!

Bei der Reiterstellung hat die Frau oder der oben hockende Mann eine sehr aktive Position – und kontrolliert, wie tief der Penis eindringt. Der unten liegende Mann muss sein Gewicht nicht stützen wie bei anderen Stellungen, kann aber mittels aufwärtsgerichteter Stöße agieren oder einfach passiv genießen. Angeblich mögen dominante Frauen diese Stellung gern. Sie eignet sich vor allem, wenn der Mann in seiner Bewegungsfähigkeit eingeschränkt ist.

Hündchenstellung

In dieser Position – auch **„Doggystyle" oder „von hinten"** genannt – kniet der aufnehmende Partner auf allen vieren und spreizt leicht die Beine; der einführende Partner nähert sich von hinten. So können die Vagina oder auch der Anus penetriert werden. Ein tiefes Eindringen ist möglich, hierbei wird die Eichel des Mannes stark gereizt, die Klitoris der Frau nur wenig. Da der sich hinten befindende Mann aber beide Hände frei hat, kann er damit noch so einiges anstellen ... Eine beliebte Variation der Hündchenstellung ist Sex im Liegen von hinten.

Sex im Sitzen ...

... hat eine gewisse Innigkeit. Die Bewegungsmöglichkeiten sind zwar eingeschränkt, aber beide Partner sind sich sehr nahe und können sich tief in die Augen schauen. Und wer sagt denn, dass man beim Sexakt immer nur eine Position einnehmen kann?

Schubkarre

Hierbei liegt die Frau auf dem Rücken, und der Mann kniet zwischen ihren Beinen. Während er eindringt, stützt sie sich auf den Schultern und Armen ab. Die Frau kann ihre Beine um seine Hüften klammern oder ein Bein auf seine Schulter legen.

Sex im Stehen von vorne

Am besten klappt diese Stellung, wenn beide Partner ungefähr gleich groß sind. Für kleinere Frauen ist sie eher unbequem, es sei denn, er ist so stark, dass er sie halten kann. Manche Menschen finden diese Position sehr erregend, weil man sie auch in dunklen Hauseingängen einnehmen kann ...

Französisch

Als „Neunundsechzig“ oder „Französisch“ wird die Stellung bezeichnet, bei der beide Partner sich gleichzeitig gegenseitig mit dem Mund befriedigen. **Die Zahl 69** symbolisiert, wie die Körper ausgerichtet sind: nämlich übereinander oder auf die Seite gedreht, sodass das Gesicht des einen jeweils bei den Genitalien des anderen liegt. Diese Stellung kann zwischen Mann und Frau, aber natürlich auch zwischen zwei Männern oder zwei Frauen eingenommen werden. Sie ist sehr beliebt, weil beide zugleich auf ihre Kosten kommen. Die orale Stimulation des Penis nennt man „Fellatio“, die der weiblichen Geschlechtsorgane hingegen „Cunnilingus“.

Blowjob

Männer lieben es, sich „einen blasen“ zu lassen. Kein Wunder, brauchen sie sich doch nur hinzustellen oder

-legen und können die ganze Arbeit ihrer Partnerin bzw. ihrem Partner überlassen. Seit **Präsident Clintons Affäre** mit Monica Lewinsky weiß die ganze Welt, dass „Fellatio“ in den Augen mancher Männer nicht als Sex gilt. Für die Frau bleibt der Spaß gering, es sei denn, sie zieht ihre Befriedigung daraus, ihn zu verwöhnen.

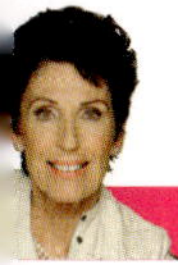

SEXPANNEN

Man mag es ja nicht wirklich glauben, aber die schrägsten Unfälle passieren beim Sex – oder anders gesagt: Wenn die Lust total in die Hose geht!

Arbeitsunfall

In England kam ein junger Mann in die Notaufnahme, der herbeigerufene Urologe diagnostizierte einen Hodenriss. Den Patienten hatte während der Fabrikarbeit die Lust übermannt – und er seinen Unterleib gegen den Keilriemen einer Maschine gedrückt!

Baumlust

In London gab sich ein Pärchen hinter dem Windsor Castle im Geäst eines Baumes seinen Trieben hin. Kurz vor dem Höhepunkt rutschte die Frau vom Baum und fiel völlig nackig herunter.

Katastrophenfilm

In Sienna (Italien) wollte ein 50-Jähriger als „Batman" verkleidet von einem Schrank auf seine ans Bett gefesselte – und mit einer Augenbinde versehene – Freundin springen. Doch der liebestolle Banker verfehlte das Bett und wurde beim Aufprall bewusstlos. Die gefesselte Frau musste so lange um Hilfe rufen, bis Nachbarn den Notarzt alarmierten.

Verkrampft

In Russland probierte ein Ehepaar die besonders ausgefallene Kamasutra-Stellung „Liegestuhl" aus. Dabei bekam die Dame (51) einen sehr intimen Krampf – im Krankenhaus wurden die beiden schließlich voneinander getrennt.

Zum Kugeln

Ein Rockmusiker in den USA befestigte zwei Metallkugeln an seinem Penis. Beim Oralverkehr verschluckte seine Partnerin den Genitalschmuck. Die Kugeln blieben in ihrem Rachen stecken – um ein Haar wäre sie erstickt.

Beruhigend also nur, dass nicht nur „Normalos“ Sexpannen haben – auch die Promis bleiben davon meist nicht verschont:

Boris Becker ...

... und die **Besenkammer-Affäre** haben die Medien sehr lange beschäftigt. Am achten Februar 2001 zeigte das Ergebnis eines Vaterschaftstests, dass Becker der Vater von Anna Ermakova – geboren am 22. März 2000 – ist. Die Mutter des Kindes ist das russisch-afrikanische Model Angela Ermakova. Details im Zusammenhang mit der Zeugung des Kindes wurden gnadenlos ausgeschlachtet – man sprach sogar über *„Samenraub“*.

Dieter Bohlen ...

... wäre bei seiner Sexpanne beinahe entmannt worden. Darüber geschrieben hat seine **Ex-Freundin Naddel** in ihrem Buch „Ungelogen“ (Herbig Verlag). Der peinliche Vorfall ereignete sich in einer kalten Dezembernacht: „Ich lag unten und irgendwann, wie das so ist, haben wir uns ziemlich heftig bewegt ...“ Dann kam es zu Dieters **legendärem Penisbruch:** „Im Eifer des Gefechts rutschte er ab beziehungsweise raus und knallte rechts oder links an mein Schambein. Dann hat es knack gemacht.“ Der Rest ist ebenfalls bekannt: Dieter Bohlen kam ins Krankenhaus, wo fälschlicherweise eine Prellung diagnostiziert wurde. Erst als Bohlen auf eine weitere Untersuchung bestand, offenbarte sich die wahre Tragweite des Schlafzimmerunfalls. Eine Notoperation hat damals Bohlens bestes Stück gerettet.

Hugh Grant ...

... wurde 1995 mit der Prostituierten Divine Brown am Sunset Boulevard in seinem Auto **beim Oralsex** erwischt – und zu zwei Jahren Bewährungsstrafe verurteilt. Seine Beziehung zu Liz Hurley ging daraufhin in die Brüche.

18+ Pink ...

... und ihr Mann Carey Heart haben an Thanksgiving nach dem Genuss von drei Flaschen Tequila (glücklicherweise wurde gemeinsam mit sechs Freunden getrunken) das komplette Schlafzimmer ihrer Eltern in Brand gesteckt! **Sex im Elternschlafzimmer** und noch dazu total betrunken? Pink hat das so erklärt: „Carey und ich haben es ziemlich wild getrieben. Und ich hatte irgendwie meine Kippe im Ofenhandschuh vergessen. Wir haben den Brand erst gar nicht bemerkt." Fragt sich jetzt nur, ob die beiden jemals wieder von den Eltern zum Thanksgiving-Essen eingeladen wurden. 2007 hatte sich das Paar übrigens getrennt – 2009 aber wieder zueinandergefunden.

Vokabeln

Alimentenkabel	Penis
amseln	miteinander schlafen
bollern	miteinander schlafen
Clinton-Monogamie	Oralsex ist kein Betrug in der Partnerschaft
die Glocken läuten lassen	einer Frau an die Brüste fassen
ein Rohr verlegen	mit einer Frau schlafen
extremkuscheln	miteinander schlafen
Hardwareproblem	Potenzstörung
Hoppel Poppel	Geschlechtsverkehr
igeln	miteinander schlafen
ins rote Meer stechen	mit einer Frau schlafen, die ihre Tage hat
Joystick	Penis
juckeln	miteinander schlafen
KnickKnack	Geschlechtsverkehr
knuseln	miteinander schlafen

mupfln	miteinander schlafen
Nahkampfsocke	Kondom
New Monogamy	bestimmte Ausrutscher in der Partnerschaft sind erlaubt
nudeln	miteinander schlafen
Pornflakes	Viagra®
pörseln	miteinander schlafen
ramsen	miteinander schlafen
Rohr	Penis
rumlecken	küssen, knutschen
Schnecken stechen	mit einer Frau schlafen
Springteufel	Penis
Speichelsport	küssen
Taillen-Monogamie	der Oberkörper darf fremdgehen
trichtern	miteinander schlafen
Wünschelrute	Penis
Zungenleichtathlet	guter Küsser

SEXUAL-praktiken: FRANZÖSISCH & Co.

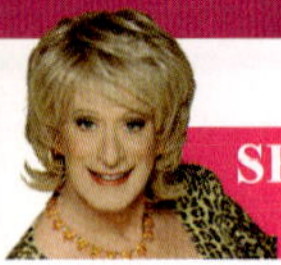

SEXUALPRAKTIKEN: FRANZÖSISCH & CO.

„Andere Länder, andere Sitten“ – so scheint es zumindest. Warum einzelne Sexualpraktiken manchen Ländern zugeordnet werden, wird nicht immer klar. Letztendlich ist das auch gar nicht so wichtig. Hauptsache jeder weiß, was der Partner sich wünscht!

„Französisch“ heißt die Stellung, bei der sich beide Partner gegenseitig mit dem Mund befriedigen. Diese Position können Mann und Frau, natürlich auch zwei Männer oder zwei Frauen einnehmen. Die meisten Leute benutzen dafür die Tätigkeitswörter **„blasen“ oder „lecken“**, wobei beim mündlichen Liebkosen des Penis der Begriff „lutschen“ wohl zutreffender wäre.

Eine nordamerikanische Befragung hat ergeben, dass bei Frauen Oralsex beliebter ist als der Geschlechtsverkehr: 960 von 1.000 befragten Studentinnen gaben dies an. Laut einer anderen Untersuchung gehört zu den beliebtesten sexuellen „Aktivitäten“ der heterosexuellen Männer, sich von einer Frau oral befriedigen zu lassen. Die heterosexuellen Frauen erklärten, sich von einem Mann oral befriedigen zu lassen, sei ihnen lieber als der Geschlechtsverkehr. Wer hätte das gedacht?

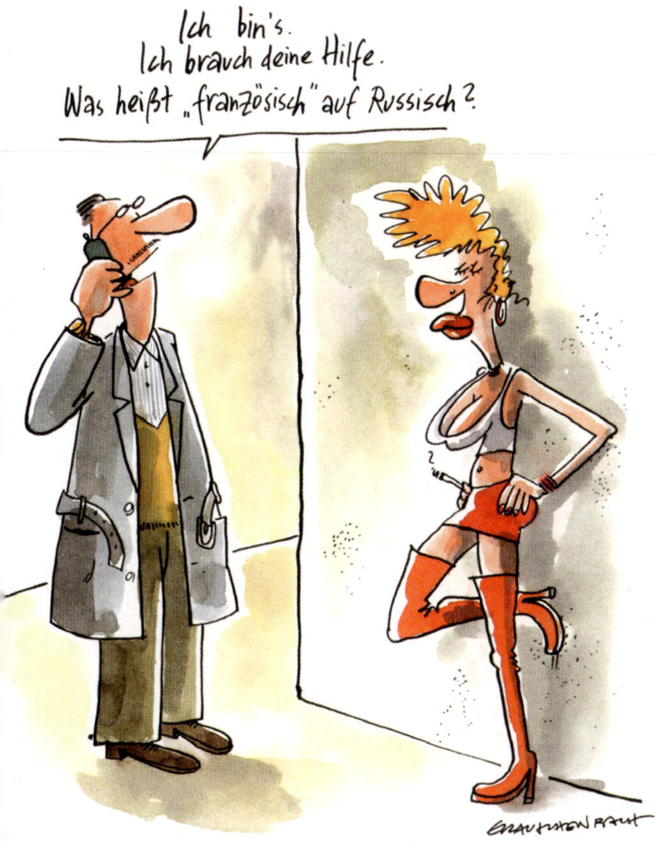
Ich bin's.
Ich brauch deine Hilfe.
Was heißt „französisch" auf Russisch?

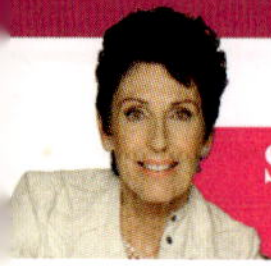

SEXFAKTEN AUS ALLER WELT

Täglich wird auf der Welt etwa 120 Millionen Mal gesext. In jeder Sekunde finden weltweit ungefähr 2.778 Geschlechtsakte statt.

+ Den schnellsten Sex der Welt haben **Thailänder** mit zehn und **Russen** mit zwölf Minuten.

+ 82 Prozent der **Briten** halten Sex für die beste Diät.

+ 16 Prozent der jungen **Amerikaner** hatten schon einmal Sex, um sich an jemandem zu rächen.

+ Alle 39 Minuten wird in **Amerika** ein Porno gedreht.

+ Im antiken **Rom** galt nicht die Länge des Penis als Zeichen für seine Manneskraft, sondern die Größe seiner Hoden.

+ 96 Prozent der **Schweizer** stehen zu ihrer Lust an der Selbstbefriedigung.

+ In **Tschechien** haben rund 40 Prozent der Männer schon einmal Geld für Sex bekommen. In **Deutschland** waren es nur neun Prozent.

Schon seltsam, was wir Menschen auf dem Höhepunkt des Glücks so von uns geben. Nicht der Flüssigkeitsaustausch ist damit gemeint, sondern die verbalen Äußerungen bzw. ihr Nichtvorhandensein: Von einem leisen Stöhnen bis hin zum orgiastischen Schrei – die Bandbreite ist groß.

+ In englischsprachigen Ländern wird man ein **„I'm coming"** hören, auf Französisch **„Je viens"** und im Schwabenland ein **„Jetzetle!"**.

+ Oft wird auch der liebe Gott oder die Jungfrau Maria angerufen: **„Oh my God!"** oder **„Madonna!"**.

+ Spanier denken manchmal sogar beim Sex an ihre eigene Mutter: **„Madre mia!"**; und die Franzosen an Gottvater: **„Mon Dieu!"**.

+ In Rumänien teilt man mit, dass man fertig ist: **„A termina"**; und türkische Männer kündigen sachlich an, dass sie sich jetzt entleeren: **„Bosaliyorum"**.

+ Schön ist auch die Übersetzung des russischen **„Kinue palci"** – das bedeutet: **„Ich werfe einen Balken."**

+ Wenn ein Japaner **„Iku"** stöhnt, heißt das: **„Ich gehe"** – was hoffentlich nur symbolisch gemeint ist.

Der Begriff „*Griechisch*“ für Analverkehr bezieht sich auf das antike Griechenland, wo es gang und gäbe war, dass sich erwachsene Männer mit Jünglingen vergnügten. Diese **Spielart der Sexualität** ist ziemlich tabu, obwohl nicht nur Homosexuelle beider Geschlechter, sondern auch über 40 Prozent der heterosexuellen Männer und Frauen Erfahrungen damit haben. Denn die Gegend um den Po hat viele sensible Nervenzellen, während sich der Bereich hinter dem Schließmuskel – also innen – eher unempfindlich zeigt.

Meistens, aber nicht immer geht es darum, dass der Mann den eindringenden und die Frau den aufnehmenden Part übernimmt. Eigentlich eine nahe liegende Form des Verkehrs, auch im Sinne einer Empfängnisverhütung. Trotzdem handelt es sich eher um eine verschwiegene Form der Lust, weil vielen Menschen alles, was mit dem Hintern zu tun hat, peinlich ist.

Noch stärker tabuisiert wird die Tatsache, dass Männer eine spezielle Lust empfinden können, wenn sie beim Analverkehr die „passive“ Rolle übernehmen – und von einem Penis oder Dildo penetriert werden. Die gewohnte Rolle zu verlassen und sich einer „aufnehmenden Situation“ hinzugeben, **kann zum Beispiel diese Lust verur-**

sachen. Aber es gibt auch noch einen anderen – rein körperlichen – Grund: die Prostata. Manchem Mann verschafft die Stimulation der Prostata große Wonne, die sogar in einen analen Orgasmus münden kann.

„*Englisch*“ steht bei sexuellen Handlungen für strenge Erziehungsspiele, die oft mit **Fesselungen und Demütigungen** verknüpft sind. Während der Regierungszeit von Queen Victoria in der zweiten Hälfte des 19. Jahrhunderts waren die Briten unglaublich verklemmt: Selbst Tischbeine wurden verhüllt, um bloß keine Anspielungen auf Körperteile zu machen. Diese Unterdrückung aller sexuellen Regungen führte zu einer solchen Prüderie, dass aus der Bestrafung der Lust eine eigene, andere Form der Lust entstand.

Heutzutage ist „Englisch“ das Codewort für alles, was mit sexueller Unterwerfung und Machtausübung zu tun hat – letztlich bezeichnet es **sadomasochistische Spiele**. Unter „Sadomasochisten“ versteht man Menschen, die freiwillig ihre sexuellen Vorlieben, welche mit Schmerz und Hingabe zu tun haben, ausleben. Der Begriff setzt sich aus zwei Namen zusammen. Auf den Marquis de Sade, Autor während der französischen Revolution, geht die Bezeichnung „Sadismus“ zurück. Namensgeber für „Masochismus“ ist Leopold von Sacher-Masoch, ein im 19. Jahrhundert viel gelesener Schriftsteller, der über Schmerz- und Unterwerfungsfantasien schrieb.

Diese Form erotischer Begegnungen hat mit echtem Sadismus wenig zu tun, da die Beteiligten auch mal gerne die Rollen tauschen. Um sich abzugrenzen, benutzen Sadomasochisten lieber Bezeichnungen wie „devot“ und „dominant“ oder „top“ und „bottom“. Dass diese Spiele freiwillig sind, zeigt sich schon dadurch, dass so eine „Session“ jederzeit **durch ein vereinbartes Codewort abgebrochen werden kann**.

Im Alltag gehen diese Menschen nicht anders miteinander um als andere auch. Die Grenze zwischen „normalem“ Sex und SM ist manchmal fließend. Und das Gefühl, sich einem anderen Menschen ohne Angst vollkommen ausliefern zu können, kann große Verbundenheit erzeugen.

Man könnte meinen, „*Russisch*“ sei ein anderes Wort für „put-in“. In diesem Fall aber schiebt der Mann seinen Penis nur zwischen die Oberschenkel seiner Partnerin oder seines Partners. **Bei Prostituierten heißt** diese Stellung „Falle schieben“, wobei der Freier oft nicht merkt, dass er sein Ziel verfehlt hat.

Mammalverkehr, das Reiben des Penis zwischen den Brüsten einer Frau, wird oft als „*Spanisch*“ bezeichnet. Manche Leute benutzen für diese Art der Befriedigung das vulgäre Wort „Tittenfick“. Wahrscheinlich stammt **der Mammalverkehr** tatsächlich aus dem ehemals sehr katholischen Spanien und diente der Empfängnisverhütung – und natürlich der Lust.

Das noch katholischere Italien hatte eine eigene Spielart: „*Italienisch*“ nennt man nicht den Sex mit einer kleinen Nudel oder mit „La Mamma“, sondern **Achselhöhlenverkehr**. Angeblich soll das die Sexstellung sein, in der man die meisten Kalorien verbraucht. Bleibt die Frage, wie die Wissenschaftler das gemessen haben.

Abkürzungen und Chiffren

Wenn man Kontaktanzeigen liest – und wer tut das nicht hin und wieder? –, stößt man auf Abkürzungen, die nicht immer auf den ersten Blick zu verstehen sind. Hier also eine Liste der gebräuchlichsten Codewörter, die wohl eher in einschlägigen Magazinen zu finden sind. Vielleicht wirken sie anstößig, aber sie gehören zur Vielfalt der sexuellen Wünsche.

19 x 5	Penisgröße
25/181/80	Alter/Größe/Gewicht
a/p	aktiv/passiv

AV	Analverkehr
Bareback	ohne Kondom
(o.) BBB	(ohne) Brille, Bart, Bauch
Bondage/Bd	Fesselspiel
BW	Brustwarzenspiele
cut/uncut	beschnitten/unbeschnitten
DD	Dildospiele
dirty	Sex mit Fäkalien
DWT	Damenwäscheträger
Jack-off-Party	Treffen zum Masturbieren
M, MM, MMM	Mann, Paar, Gruppe (schwul)
OV	Oralverkehr
PT	Partnertausch
Rimming	oral am Anus
SM	Sadomaso-Spiele
Spanking	Hintern versohlen
T6	Telefonsex
TT	Tittentrimm
TV	Transvestit
TS	transsexuell
WX	wichsen

SEXUELLE WELTrekorde

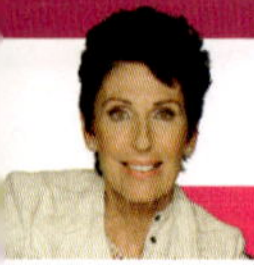

SEXUELLE WELTREKORDE

Es ist schier ungeheuerlich, was es auf diesem Gebiet alles gibt. Ob man es nun glaubt oder nicht – aus dem Staunen kommt man jedenfalls nicht mehr raus!

Körperteile

Größter Hoden

Der Sexualforscher T. H. van de Velde hat herausgefunden, dass Hodengrößen nicht besonders stark variieren. Sie sind normalerweise nicht länger als 4,5 cm und breiter als 2,5 cm. Allerdings gibt es einen Parasiten, der die Lymphgefäße verstopft und den Hoden weit über die Größe eines Medizinballs anschwellen lassen kann. Als Symbol ihrer Männlichkeit tragen die Männer in manchen afrikanischen und indonesischen Dörfern ihre so angeschwollenen Hoden stolz durch die Gegend.

Längster Penis

Nach einer Publikation von Dr. Jacobus aus dem Jahr 1935 wurden Penisse bis zu einer Größe von 30 cm registriert – im erigierten Zustand, versteht sich. Es gibt aber auch wissenschaftlich unbelegte Berichte mit Größen von über 35 cm. Der längste Penis ist wahrscheinlich zwischen 30 und 32 cm groß.

Kürzester Penis

Der kleinste Penis ist 1 cm kurz. Diese Penisse nennt man Mikropenisse. Es gibt aber auch eine Krankheit mit dem Namen „Congenital Hypoplasia", bei der der Penis überhaupt nicht vorsteht.

Im Vergleich: der längste Penis

England 26,67 cm, Deutschland 21,59 cm, Dänemark 20,32 cm, USA 19,68 cm, Frankreich 19,6 cm und Afrika 19,05 cm.

Im Vergleich: der kürzeste Penis

England 6,98 cm, Deutschland 8,89 cm, USA 8,89 cm, Frankreich 8,89 cm, Afrika 10,16 cm, Dänemark 12,7 cm und Schweden 12,7 cm.

Die häufigsten Penisoperationen

Dr. Jörn Ege Siana, ein dänischer Schönheitschirurg, hat einen einzigen Penis 1.100-mal operiert und so das Geschlechtsteil von 5 cm auf 14,5 cm vergrößert.

Die schwersten Brüste

In dem Buch „The Sexual Anatomy of Woman" beschreibt W. F. Benedict Brüste einer 30-jährigen Frau, die 11,3 Kilo wogen. Natürlich gibt es noch schwerere Brüste, die zum Beispiel durch die „Hypertrophie" hervorgerufen werden.

Größter Hintern

Die größten Hintern – bis zu einem Meter Durchmesser – konnten bei den Angehörigen eines Mischvolkes in Südwestafrika beobachtet werden.

Die größten Schamlippen

Frauen der Stämme Benin und Venda in Südwestafrika vergrößern ihre Schamlippen bis zu 18 cm, um ihren Attraktivitätsfaktor zu steigern.

Größte Vagina

Die Schottin Anna Swan (1846–1888) besaß höchstwahrscheinlich die größte Vagina – aufgrund ihrer Körpergröße von 2,30 Metern.

Objekte

Ältestes Aphrodisiakum

Bereits Aristoteles erwähnte die spanische Fliege: ein aus einer Käferart gewonnenes Sekret.

Erster Vibrator

1869 entwickelte Dr. George Taylor ein Gerät zur sexuellen Stimulierung der Frau. Die eigentliche Absicht war allerdings, ein Gerät herzustellen, das die Hysterie bekämpft. Betrieben wurde das Gerät mittels Dampfdruck.

Die ersten Brustimplantate

Anfang 1940 spritzten sich japanische Prostituierte flüssiges Silikon in die Brüste, um bei amerikanischen Soldaten besser anzukommen.

Erster Büstenhalter

Marie Tucek entwickelte 1893 den patentierten Brustunterstützer.

Teuerster Büstenhalter

Er ist von Victoria's Secret und heißt „Red Hot Fantasy". Im Jahr 2006 wurde der luxuriöse BH von dem brasilianischen Model Gisele Bündchen vorgeführt. Umgerechnet kostet er ungefähr um die 15 Millionen Euro – das liegt an den wertvollen Rubinen und Diamanten, mit denen der BH bestückt is.

Größter Büstenhalter

Die japanische Tochtergesellschaft von Triumph produzierte 1990 laut dem Guinnessbuch der Rekorde einen BH von 24 Metern Durchmesser.

Größte Pornosammlung

In San Francisco besitzt das „Institute for Advanced Study of Human Sexuality" eine Sammlung von etwa 80.000 Büchern, 150.000 Filmen, unzählige Poster, Spielkarten und andere pornografische Träger.

Ältester Sexfilm

„El Sartorio“ ist ein argentinischer Klassiker aus dem Jahr 1907 sowie der älteste – heute noch erhaltene – Sexfilm.

Teuerster Pornofilm

„Caligula“ von dem Penthouse-Magazin-Produzenten Bob Guccione aus dem Jahr 1980 ist der teuerste Pornofilm aller Zeiten – mit 17 Millionen Dollar.

Teuerster Erotikfilm

Über 84 Millionen Dollar kostete die Produktionsfirma MGM der Streifen „Showgirls“, der 1995 zum ersten Mal in die Kinos kam.

Profitabelster Pornofilm

Der 1972 gedrehte Low-Budget-Film „Deep Throat“ kostete die Produzenten etwa 22.000 Dollar – und spielte bis heute 100 Millionen Dollar ein.

Größtes Bordell

An der Küste von San Francisco liegt das 1899 erbaute Bordell „Nymphia“; es verfügt über 450 Räume.

Erstes öffentliches Bordell

Im Jahre 549 v. Chr. erkannte der Gesetzgeber Solon in Griechenland, wie wichtig ein Bordell als Einnahmequelle und Stimmungsmacher für die unteren Gesellschaftsschichten ist. Diese Idee wurde schnell verwirklicht und in vielen Städten kopiert.

Praktiken

Größte Orgie

200 v. Chr. (Bacchanalia) feierten Kultmitglieder bei einem römischen Festival ganz heimlich Orgien mit ca. 7.000 Beteiligten.

Die meisten Orgasmen in einer Stunde

Glaubt man einer Studie von Dr. William Hartman und Marilyn Fithian (Kalifornien), so haben diese bei einer Frau 163 Orgasmen und bei einem Mann 126 in nur einer Stunde gemessen. Getestet wurden in einem Testlabor 751 Personen in über 10.000 Stunden.

Längster Geschlechtsakt

Der Filmstar Mae West und ihr Lover Ted vergnügten sich 15 Stunden lang im Lotterbett. Ausgeplaudert hat das der Sexualforscher Dr. Vernon Coleman.

Längster Kuss

Für Karmit Tzubera und Dror Oraz aus Israel war der 5. April 1999 ein genialer Tag: Bei einem Kusswettbewerb küssten sie sich 30 Stunden und 45 Minuten.

Die meisten Liebhaber

Mit insgesamt 80.000 Männern schlief Julia (39 v. Chr.–14 n. Chr.), Tochter des römischen Imperators Augustus. Wegen ihres unzüchtigen Verhaltens wurde sie schließlich ins Exil auf die Insel Panateria geschickt.

Die meisten Geliebten

Von seinem elften Lebensjahr an bis zu seinem Tod hatte König Ibn Saud (1880–1953) durchschnittlich drei Liebesbeziehungen täglich. Daraus ergibt sich eine Summe von 20.000 Sexualakten.

Größter Harem

Einen Harem mit 16.000 Frauen hatte König Tamba von Banaras im 6. Jahrhundert v. Chr. – so sagt es jedenfalls die Legende.

Erster Schwangerschaftstest

Diesen beschrieb ein ägyptischer Mediziner vor 4.000 Jahren so: Der Mann soll Weizen und Gerste in ein Stück Stoff wickeln und die Frau jeden Tag darauf urinieren. Alles zusammen dann mit Datteln und Sand vermengen. Keimen beide Getreide, wird sie gebären. Sprießt nur der Weizen, wird es ein Junge, sprießt hingegen die Gerste, bekommt sie ein Mädchen. Sollte gar nichts sprießen – dann wird die Frau auch nicht gebären!

MANN und FRAU – für immer & EWIG?!

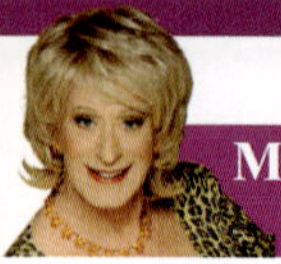

MANN UND FRAU – FÜR IMMER UND EWIG?!

Wenn ein Mann und eine Frau sich voneinander angezogen fühlen, prallen zwei fast komplett unterschiedliche Systeme aufeinander. Ein Vorgang, den wir **gerne Verliebtheit nennen** und den man nicht steuern kann. Ein Trick von Mutter Natur: Zwei Genpools werden zusammengeführt, die optimalen Nachwuchs versprechen. Manchmal ist Mutter Natur aber auch ein bisschen betriebsblind und lässt zu, dass sich Menschen gleichen Geschlechts ineinander verlieben – aber das ist eine andere Geschichte.

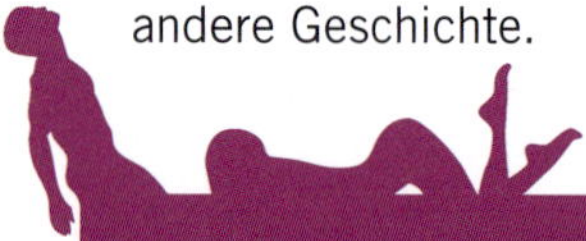

Meistens funkt es schon in den ersten Augenblicken und im optimalen Fall bei beiden. Wer sich verliebt, bei dem wird ein Hormoncocktail der Extraklasse ausgeschüttet: Noradrenalin und Dopamin überfluten unseren Körper – wir fühlen uns, als könnten wir Bäume ausreißen.

Sich gleichzeitig ineinander zu verlieben, ist einfach herrlich: Bis spät in die Nacht **gurrt man beispielsweise Liebesworte ins Telefon** und beschließt dann entgegen aller Vernunft, sich doch noch zu treffen.

Aber der „Rausch der Verliebtheit" hält nicht ewig an: Es folgt eine „gelassenere" Form der Liebe – oder die Trennung. Am besten ist es natürlich, wenn der Ausnahmezustand der rasanten Verliebtheit bei beiden auch gleichzeitig endet. Das passiert leider nur selten, und damit ist Liebeskummer vorprogrammiert.

Für die meisten Männer bedeutet verliebt sein, die Frau erst einmal **nur sexuell anziehend** zu finden. Viele Frauen dagegen sind von der ganzen Person so fasziniert, dass sie von einer „emotionalen Welle hochgeschleudert" werden und unter anderem Sex in Betracht ziehen. Natürlich gibt es auch Männer, die von der Persönlichkeit einer Frau stark beeindruckt sind und sie deshalb sexuell attraktiv finden. So wie es bei Frauen ab und an vorkommt, dass sie einen Kerl einfach nur geil finden. Aber die überwiegende Zahl der Menschen tickt gleich – und so läuft es fast immer nach dem gleichen Schema ab.

AAAH! AHA!

Freundschaft zwischen Mann und Frau ist in den seltensten Fällen der Grund, miteinander ins Bett zu gehen. Was nicht heißt, dass es zu keiner freundschaftlichen Beziehung kommen oder in Ausnahmefällen zu einer sexuellen Beziehung führen kann. Meistens entsteht eine Freundschaft erst, wenn die Möglichkeit von Sex definitiv ausgeschlossen wird – und zwar von beiden Seiten.

Manchmal bekommt man aber auch den Eindruck: Männer und Frauen – das kann nett sein in der Kiste, ist ansonsten aber hoffnungslos. Wie Bananen und Pflaumen. Schön anzusehen nebeneinander, aber kreuzen kann man sie nicht. **Es bleibt ein Rätsel,** warum sich viele Männer und Frauen nur wegen einer anfänglichen sexuellen Anziehung zusammentun, um dann Jahre später festzustellen, dass sie sich eigentlich gar nicht mögen – und trotzdem zusammenbleiben.

Mit wem sprechen Menschen dann über ihre intimsten Gedanken und Fragen, wenn in ihrer Beziehung eher das große Schweigen herrscht? **Männer untereinander reden kaum** über sexuelle Dinge, die sie selber betreffen. In der Gruppe reißen sie Zoten oder versuchen sich zu profilieren, indem sie sich mit meist erfundenen Abenteuern brüsten. Vor den Geschlechtsgenossen wollen sie als der große Zampano dastehen, der alles im Griff hat und für den Probleme ein Fremdwort sind. Wenn das „starke Geschlecht" überhaupt miteinander spricht, dann über so unverfängliche Themen wie Autos, Urlaub und Fußball.

Andererseits sind Männer sehr diskret, wenn sie zufrieden in ihrer Partnerschaft sind. Frauen können sich im Großen und Ganzen darauf verlassen, dass ihre Männer keine Intimitäten ausplaudern. Trotzdem bleibt bei vielen Frauen ein Misstrauen. Kein Wunder! **Denn sie**

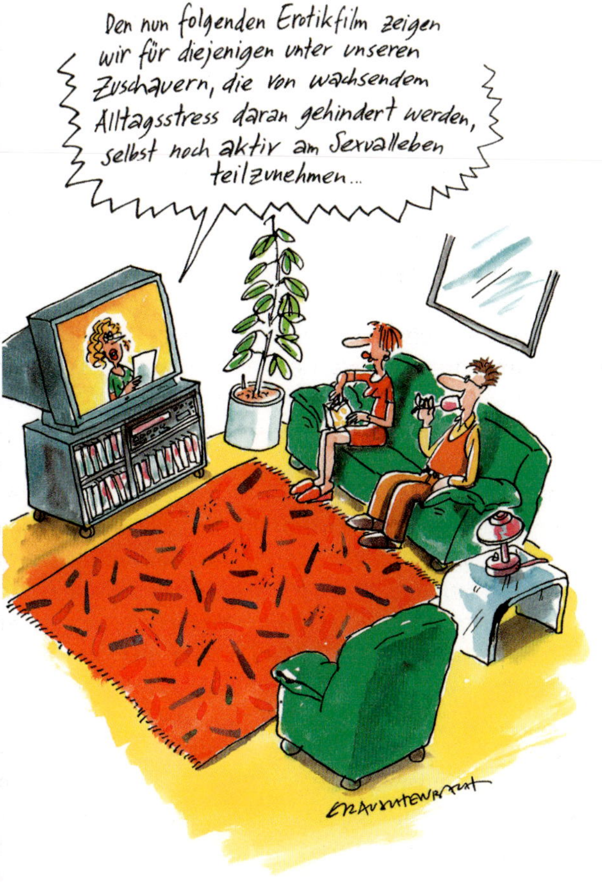
Den nun folgenden Erotikfilm zeigen wir für diejenigen unter unseren Zuschauern, die von wachsendem Alltagsstress daran gehindert werden, selbst noch aktiv am Sexualleben teilzunehmen...

sprechen mit ihrer besten Freundin über alles! Die beste Freundin weiß auch jedes noch so kleine Detail über den entsprechenden Mann – man kann nur hoffen, dass sie es sich niemals anmerken lässt!

Frauen scheinen untereinander vertrauensvoller zu sein. Es tut einfach gut, über die Probleme, aber auch die Freuden einer Partnerschaft zu sprechen. Männer hingegen fürchten, dass die Preisgabe ihrer tieferen Gefühle sie verwundbar macht. **Wenn ein Mann jedoch über seinen Schatten springt** und sein Inneres der Partnerin offenbart, stärkt das die Zusammengehörigkeit immens.

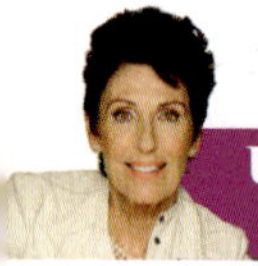

UNVERGESSLICHE LIEBESPAARE

Liebespaare hat es immer schon gegeben, deshalb einen ganz kleinen Sidestep in die Vergangenheit: Die Stammeseltern aller Menschen sind – nach dem biblischen Schöpfungsbericht – Adam und Eva. Und die berühmte Schlange und der Apfel unser aller Glück. Für die beiden hingegen brachten sie nur Pech, denn sie wurden aus dem Paradies vertrieben: weil sie erkannten, dass sie als Mann und Frau **jede Menge miteinander treiben** konnten. Was Gott, dem Schöpfer der Menschen, nicht wirklich gefallen hat.

♥♥ Venus und Adonis

Die beiden sind ein ganz **berühmtes antikes Liebespaar**, und Adonis ist so schön, dass sich sogar die noch schönere Venus in ihn verliebt. Leider wird Adonis von einem Eber getötet. Die untröstliche Geliebte Venus lässt daraufhin aus seinem Blut eine Blume sprießen: das Adonisröschen.

♥♥♥ Tristan und Isolde

Diese Liebesgeschichte wurde ebenfalls oft beschrieben und auch heute noch besungen: Tristan, ein vermeintlich tugendhafter Ritter, soll die schöne Königstochter Isolde von Irland ihrem zukünftigen Ehemann Marke, dem König von Cornwall, überbringen. Wie das Leben spielt – die beiden trinken auf der Überfahrt versehentlich einen für Isolde und Marke bestimmten Liebestrank. Und wie sollte es anders sein: Sie verlieben sich ganz leidenschaftlich ineinander. Ihre Liebe war nicht allzu sehr vom Glück bestrahlt. Und wie das dann so ist **– sterben sie vor Kummer.**

♥♥♥ Romeo und Julia

William Shakespeare veröffentlichte im Jahr 1597 die tragische Liebesgeschichte, die weltbekannt wurde. Romeo und Julia gehörten verfeindeten Familien an und

durften sich nicht lieben. Die beiden haben sich deshalb umgebracht. In Verona steht der Palazzo, in dem Julia wohnte – und unter dem weltberühmten Balkon drängeln sich die Touristen und gedenken immer noch der schaurig-schönen Liebesgeschichte mit dem unglücklichen Ausgang!

Goethe und Christiane Vulpius

Die junge Geliebte des Dichters wurde von der Weimarer Gesellschaft gemieden – und das nur, weil sie eine unstandesgemäße Beziehung führte. Doch Goethe hatte nur **glückliche Stunden mit ihr**. Und nach 18 Jahren „wilder Ehe" heirateten die beiden am 19. Oktober 1806, und Christiane wurde zähneknirschend als Geheimrätin anerkannt.

Bonnie Parker und Clyde Barrow

Die beiden führten während der Weltwirtschaftskrise ein wildes Leben, das grandios verfilmt wurde. Das Gangsterpaar ging über Leichen – es stilisierte sich mit Genuss zur Legende. Bonnie dominierte in dieser Beziehung. Sie rauchte schwarze Zigarren, und der eher unscheinbare Clyde tat das schließlich auch. Ein Mitglied ihrer Bande soll gesagt haben: *„Bonnie hat ein Herz aus Granit. Ihre Natur ist das Böse."* Im Mai 1934 wurden beide von der Polizei erschossen.

Gloria Swanson und Joseph P. Kennedy

Sie: ein Kinokassenmagnet – schön, lebhaft, intelligent und begehrt. Er: ein Banker mit Ausstrahlung, neigte aber zur Dicklichkeit. **Sie waren einander verfallen,** obwohl beide verheiratet gewesen sind und an einer Scheidung kein Interesse hatten. Sie waren überzeugte Ehebrecher, die aus dem neuen Partner sexuell und finanziell das Maximum herausholten. Fest steht auf jeden Fall: Er hat sie finanziell ruiniert.

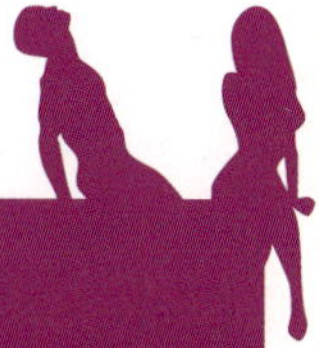

Die bekanntesten Liebespaare

Angelina Jolie & Brad Pitt
Barack & Michelle Obama
Boris & Lilly Becker
David & Victoria Beckham
Elizabeth Taylor & Richard Burton
Elton John & David Furnish
Harry & Sally
Heidi Klum & Seal
Kermit & Miss Piggy
Prinz Charles & Camilla Parker Bowles
Rhett Butler & Scarlett O'Hara
Siegfried & Roy
Steffi Graf & Andre Agassi
Tarzan & Jane

Marilyn Monroe & Arthur Miller

Das Sexsymbol und einer der größten Autoren des 20. Jahrhunderts heirateten am 29. Juni 1956. Marilyn sah in dem berühmten Dramatiker einen Beschützer und Vatersatz. Und obwohl er alles tat, um ihr zu helfen, kam sie nicht von ihrer Tablettensucht los. Nach nicht enden wollenden Streitigkeiten ließen sie sich 1961 scheiden. Arthur Miller beschrieb Marilyn einmal als „höchst selbstzerstörerisch“. Während der ganzen Ehe habe er seine gesamte Energie und Aufmerksamkeit darauf konzentriert, ihr bei der Lösung ihrer Probleme zu helfen: **„*Unglücklicherweise hatte ich nicht viel Glück.*“**

Fürst Rainier & Grace Kelly

Grace Kelly lernte den Fürsten von Monaco während eines Besuches der Filmfestspiele in Cannes kennen. Noch im selben Jahr reiste Rainier III. in die USA und **hielt bei den Eltern der Schauspielerin um ihre Hand an**. Aus der amerikanischen Filmprinzessin wurde Fürstin Gracia Patricia, die ab sofort alle Filmrollen ablehnte. Gab es zuvor kaum gesellschaftliches Leben in dem Zwergenstaat, so kam mit Grace Kelly der Jetset, die Reichen und Schönen. 1982 verunglückte die Fürstin bei einem Autounfall. Drei Tage lang trauerten die Monegassen am offenen Sarg um ihre Landesmutter – Fürst Rainier III. trauerte für den Rest seines Lebens.

Kumpelgespräche

Er sagt	**Er meint**
„Gestern habe ich ein dermaßen scharfes Gerät in der „Wildperle“ gesehen – und gleich abgeschleppt.“	Immer muss ich alleine essen gehen! Super Frauen in der „Wildperle“, aber keine hat mich auch nur eines Blickes gewürdigt.
„Die Frau, die ich neulich kennengelernt habe, hat echt einen interessanten Beruf.“	Die quatscht die ganze Zeit! Will sie nun was von mir oder nicht?
„Pscht! Da kommt es.“	Ich liebe sie, aber sie ist wirklich peinlich, wenn sie was getrunken hat.
„Ich habe ihr Dessous gekauft.“	Ich habe die geilste Braut der Welt – sie erfüllt mir alle Wünsche.
„Egal, was ich mache, sie kommt immer.“	Ist sie überhaupt schon mal gekommen?

„Ich kann eigentlich immer! Meine Freundin und ich vögeln mindestens dreimal am Tag."	Irgendwie ist die Luft raus, aber ich weiß nicht, wie ich es ändern soll.
„Heute habe ich im Büro richtig was gerissen – die Alte nehme ich mir heute Abend so richtig vor."	Sie schläft sowieso schon, wenn ich nach Hause komme.

Gespräche unter Freundinnen ...

... gibt es zahlreiche und vor allem lang andauernde! Allerdings wird hier keine Übersetzung benötigt, da Frauen ihren Freundinnen nur die reine Wahrheit erzählen – bis ins noch so kleinste Detail!

Vom VIBRATOR bis zur kleinen blauen PILLE

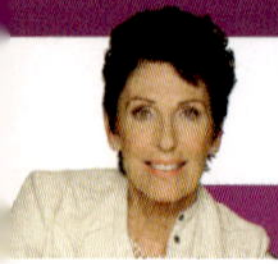

SEXTOYS

Dass Sie sich und auch den Partner mit Händen, Zunge und Zähnen (aber hier bitte sehr vorsichtig sein!) in den siebten Lusthimmel bringen können, dürfte ja allgemein bekannt sein. Es gibt aber auch Sextoys der etwas anderen Art: Viele Obst- und Gemüsesorten haben eine große Ähnlichkeit mit dem Penis, deswegen können sie als **Sexspielzeug** hervorragend benutzt werden. Denken Sie nur an Bananen, Karotten oder Meerrettich. Wenn Sie etwas experimentierfreudiger sind, dann sind auch Pflaumen, Apfel- oder Birnenstücke kein Tabu. Nur keine Hemmungen, lassen Sie Ihrer Fantasie freien Lauf – natürlich nur, wenn Sie auf solche Liebesspielchen abfahren.

Am besten eignet sich eine Banane, sie muss aber geschält sein. Wegen der Wärme zergeht sie in der Vagina und ist dann ein erotisches Häppchen für den Partner. Auch wenn ein Stückchen abbricht und in der Vagina bleibt, müssen Sie sich keine Sorgen machen: Es kommt ganz schnell wieder heraus. Benutzt man eine Karotte als Sexspielzeug, muss man sie vorher natürlich gründlich waschen. Und beim Meerrettich sollte man die Spitze abschneiden.

Dass viele Haushaltsartikel zum Sexspielzeug taugen, weiß ein jeder. Hier bleibt alles der Fantasie und dem Mut des Partners überlassen. Dabei geht es weniger darum, den Partner zu erregen, als vielmehr um den Spaß – vor allem für experimentierfreudige Paare. Dazu kann man Gegenstände wie die Zahnbürste, die Haarbürste, eine Flasche oder sogar das eigene Handy, das auf Vibration geschaltet ist, hernehmen. Man muss **aber unbedingt aufpassen**, dass die Gegenstände keine scharfen Kanten haben, um Verletzungen zu vermeiden! 18+

Dann gibt es noch eine schier unglaubliche Geschichte aus Amerika **– einen Vibrator für die Steuererklärung!** Dass Steuererklärungen lästig sind und deshalb gerne hinausgezögert werden, ist weltweit so. Dazu hat sich der US-Sextoy-Hersteller Babeland einen besonderen Werbegag überlegt und gewissenhafte Amerikaner belohnt: 100 Steuerzahler, die sich am Steuerstichtag in eines der Geschäfte begeben und versichern, ihre Erklärung abgegeben zu haben, bekommen einen Gold Digger Vibrator geschenkt! Die ersten 100 Käufer, die online bestellen, werden ebenfalls mit einem Vibie belohnt. Wer nicht schnell genug bestellt, bekommt einen Rabatt von zehn Prozent! Erst die Steuern bezahlen und dann ein bisschen rocken – schade eigentlich, dass es diese sexy Belohnung nicht auch bei uns gibt.

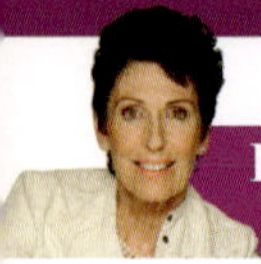

REIZWÄSCHE UND DESSOUS

Beim Thema Reizwäsche bzw. Dessous scheiden sich die Geister. Während Männer schon bei der Erwähnung des Wortes „Reizwäsche" ins **Schwärmen kommen**, lehnen viele Frauen sie ab, denn sie wollen sich nicht wirklich freiwillig ins ***„Zaumzeug der Lust"*** werfen. Irgendwie auch verständlich! Wer will schon über Stunden in Latex, Lack oder Leder mit oder ohne Strapse, Ketten und Stäbe herumrennen – oder besser gesagt liegen. Ganz abgesehen von Öffnungen an Stellen, die normalerweise nicht vorhanden sind, dazu noch die Hammerfarben Schwarz und Rot!

Ehrlich gesagt, Frauen ziehen viel lieber Dessous an, da Seide, Spitze oder Batist schöner und vor allem unverfänglicher sind. Eine Frau fühlt sich darin den ganzen Tag wohl und auch sexy – völlig egal, ob man nun vorhat, jemanden zu verführen oder sich verführen zu lassen! Apropos verführen: Zu allen Zeiten haben Frauen versucht, ihre Reize vorteilhaft zur Schau zu stellen. Man denke nur an die Schnürkorsagen, die bereits Kaiserin Sissi die Luft zum Atmen genommen haben. Oder der Spezial-BH, mit dem zum Beispiel die amerikanische Sexbombe Jane Russell ihre weiblichen Vorzüge ins rechte Licht setzte. Bequem oder gar schön war sicherlich anders.

Der Mode sei Dank und vor allem den Franzosen, die diese „Unterwäsche“ maßgeblich entworfen und weiterentwickelt haben – denn heute sieht das alles anders aus. Eben sehr erotisch und sehr sexy! Es liegt sicherlich in der Natur der Sache, dass es für Frauen die schöneren Dessous und die raffiniertere Reizwäsche gibt. Aber auch die Herren der Schöpfung können sich sehen lassen: in sexy Netzhemden, Tangas, Strings, Hüftpants oder Jockstraps. Um es auf einen Nenner zu bringen: Die Deutschen lieben es „darunter“ nicht nur züchtig. Aus dem Hause Beate Uhse heißt es: ***„Unsere Dessous sind immer gefragt, und deshalb gehen wir davon aus, dass es die Deutschen durchaus pikanter lieben!“***

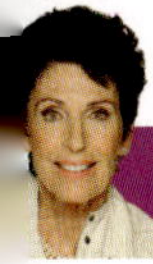

VIAGRA® & CO.

Als im Mai 1998 die kleine blaue Pille auf den Markt kam, war das eine sexuelle Revolution. Der Pharmakonzern Pfizer führte Viagra® in 120 Ländern ein, der größte Launch in der Geschichte. 32 Millionen Männer haben nach Angaben des Herstellers damit schon ihr **Liebesleben aufgemöbelt**, rund eine Million davon in Deutschland.

Entdeckt wurde das Medikament eher zufällig: Zur Behandlung von Angina Pectoris wurde beim Forschen der Wirkstoff Sildefanil entwickelt. Die männlichen Probanden im Pfizer-Forschungszentrum im englischen Sandwich berichteten über erstaunliche Erektionen, die als Nebeneffekt auftraten. Klar, unglaubliche Erektionen muss man nicht hochjubeln.

Eines aber schon: Die Pille gibt den Männern ihre Sicherheit zurück. Und sichere Männer sind nun mal die besseren Liebhaber. Ähnlich wie damals die Pille traf Viagra® den gesellschaftlichen Nerv: Fitness ist auch im Bett zum Thema geworden. Und mit Sildefanil gedopt, kann nun auch der durchschnittliche Mann um die 60 den eisenharten Liebhaber geben.

Die Abgabe von Viagra® in Deutschland ist rezeptpflichtig und deshalb ein Besuch beim Urologen sowie die Diagnose „erektile Dysfunktion“ unbedingt erforderlich.

Die Konkurrenz hat natürlich nicht geschlafen – und so gibt es, ebenfalls aus den USA, das Produkt Cialis® von Eli Lilly. Als Drittes tummelt sich ein deutsches Patent auf dem Markt: das von Erwin Bischoff für Bayer entwickelte Levitra®, das anstelle von Sildefanil mit dem Wirkstoff Vardenafil funktioniert.

Und so lange hält die Wirkung von Viagra® & Co. an: Cialis® macht den Mann **bis zu 36 Stunden fit**, Levitra® wirkt bis zu zwölf und Viagra® vier Stunden. Männer sind darüber glücklich, Frauen finden das mitunter nicht so toll. Denn sie sind nicht gedopt – machen aber mit und fühlen sich meistens wie Gummipuppen. Für Frauen zählen eben auch Gefühle wie Liebe und Zärtlichkeit zur Sexualität. Und nicht nur die Tatsache, dass der Mann jetzt seine Pille eingeworfen hat und **sofort „kann“**.

Sehr bedenklich ist der boomende Viagra®-Schwarzmarkt: Allein in Europa wurden 2007 rund 14 Millionen gefälschte Viagra®-Tabletten im Wert von 160 Millionen Euro aus dem Verkehr gezogen. Was da verkauft wird, ist alles andere als gut. Wer solche Mittel einnimmt, läuft Gefahr, seiner Gesundheit zu schaden!

Luststeigernde Mittel für Männer

Okasa® – die Mischung aus Vitaminen, Mineralstoffen und Spurenelementen ist ganz auf den männlichen Organismus abgestimmt. Sie fördert die Wiederauffüllung der Kraftreserven im Körper des Mannes und steigert die **Leistungsfähigkeit**.

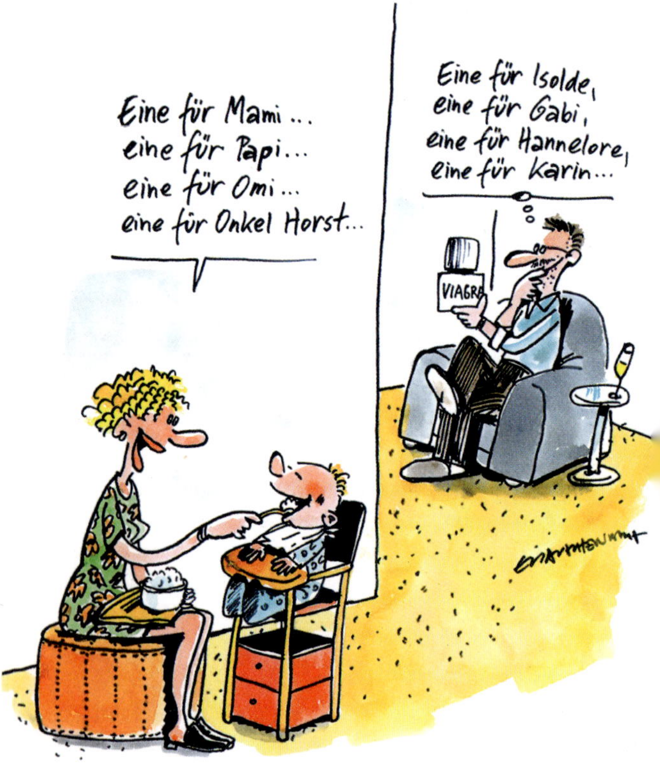
Eine für Mami ...
eine für Papi ...
eine für Omi ...
eine für Onkel Horst ...
Eine für Isolde,
eine für Gabi,
eine für Hannelore,
eine für Karin ...
VIAGRA

Maca verspricht sexuelle Wellness. Es ist ein Knollengewächs, das in 4.000 Metern Höhe in den peruanischen Anden vorkommt – und zwar schon seit Jahrtausenden. Die Bevölkerung der peruanischen Anden kultiviert Maca seit Jahrhunderten. Und seit einigen Jahren steigt nun auch der Bekanntheitsgrad von Maca in Europa, Asien und den USA. Es ist **für Männer und Frauen geeignet** und besteht zu 100 Prozent aus natürlichem Knollenpulver.

Dann gibt es noch etwas zum Sprühen für den Mann: **Vital forte – Intim Performance Spray** für Ihn! Dieses Spray soll die Intimzone erfrischen und die Leistungskraft unterstützen. Enthalten ist in diesem Spray unter anderem Ginkgo biloba.

Oder soll es lieber etwas zum Cremen sein? Dann gibt es **Excite Man Retard** für ein befriedigendes Liebesleben. Kurz vor dem Geschlechtsverkehr auf den versteiften Penis und die Eichel gleichmäßig verteilen und dann sanft einmassieren.

Und mittels der **Creme Gigaman** soll sich der Penis angeblich um bis zu 5 cm verlängern, wenn der Mann ihn dreimal täglich eincremt! Noch viel mehr Spaß macht es natürlich, wenn das der Partner übernimmt.

Zum Thema „Wie verlängere ich meinen Penis?"

Der Sänger und Rapper Thomas D. von der Band „Die Fantastischen Vier" sagte in einem Interview mit der Zeitschrift „Neon": „Schon als junger Mann habe ich Folgendes entdeckt: Ist das Glied erigiert und man schneidet obenrum die Schamhaare weg, dann bringt das eine optische Verlängerung um 1 bis 2 cm. Also Leute, vergesst die schwedische Saugpumpe. Macht euch lieber eine gescheite Frisur." Das ist doch auch eine gute Möglichkeit, ganz besonders toll auszusehen – untenherum!

Aufmunterndes für Frauen

AAAH! AHA!

Push Up! Caps – mit diesen Kapseln wird die zarte Haut der Brüste und des Dekolletés in Topform gehalten. Die natürlichen Stoffe **stimulieren die Entwicklung der Brustmuskeln**, fördern die Zellerneuerung, unterstützen die Elastizität und bekämpfen die Austrocknung der Haut. Dadurch sieht das Dekolleté angeblich jugendlicher und frischer aus.

Und dann gibt es die **G-Punkt-Spritze** für mehr Lust beim Sex. Sie ist bereits Trend in den USA und jetzt auch bei uns. Per Injektion wird der G-Punkt im Inneren der Vagina mit Hyaluronsäure und Eigenfett auf das Doppelte seiner Größe aufgepumpt. Das soll die **sexuelle Erregbarkeit** verbessern.

Professor Stefan Gress, ärztlicher Leiter der Münchner Sensualmedics, der diese Lustspritze nach Deutschland brachte, sagt: „Bei etwa 70 Prozent der Frauen ist der Eingriff erfolgreich." Fragt sich nur, wie gefährlich das ist? Der Hormonexperte Johannes Huber von der Uni-Klinik Wien meint dazu: ***„Der G-Punkt ist mit vielen Nerven durchzogen. Durch den Eingriff kann auch die Empfindlichkeit reduziert werden."*** Die große Frage bleibt natürlich: Wo ist der G-Punkt, und was bitte ist das eigentlich?

Der Sexualforscher Ernest Bornemann hat ihn in der „Enzyklopädie der Sexualität" (Ullstein Verlag) so erklärt: „Die Gräfenberg-Zone oder der G-Spot oder der G-Punkt ist eine von dem Deutschen Frauenarzt Ernst Gräfenberg in den Vierziger Jahren entdeckte erogene Zone an der Vorderwand der Vagina entlang der Harnröhre. Bei Stimulierung durch Finger oder Penis schwillt das Gewebe an, wird fester und erreicht eine Ausdehnung von etwa 1,5 bis 2 cm. Die Berührung wird von der Frau als besonders lustvoll wahrgenommen und erzeugt multiple Orgasmen."

Er sagt	Sie denkt
„Liebling, sollen wir es heute mal mit einer Karotte probieren?“	Super, endlich mal was Hartes ...
„Schatz, was hältst du heute Abend von einer Banane?“	Gute Idee, die hat wenigstens Volumen – wenn auch nicht lange ...
„Wie wäre es heute Nacht mit einer Gurke?“	Endlich was Frisches ...

Sie sagt	Er denkt
„Ich koche dir dein Lieblingsgericht mit aphrodisierenden Kräutern ...“	Bei Mutter schmeckt es bestimmt besser!
„Ich habe in meinem Schlafzimmer ein super Duftöl aufgestellt!“	Bei dem Gestank kriege ich wahrscheinlich gar keinen hoch!
„Im Restaurant bestelle ich mir ein Dutzend Austern – zur Anregung.“	Ich auch! Dann kriege ich bestimmt einen hoch!

DIE *besten* ZEITEN & ORTE *für die* LIEBE

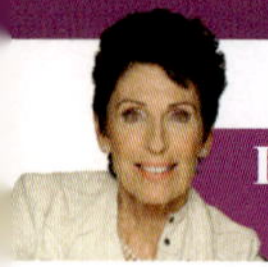

DIE BESTE ZEIT FÜR DIE LIEBE

Wann ist die beste Zeit für die Liebe? Ist es morgens, mittags oder abends? Wissenschaftler haben sich mit diesem überaus wichtigen Thema beschäftigt und durch aufwendige Tests einen Tag im Leben unseres Körpers exakt ermittelt. Das Ergebnis: Lange bevor man nach einem erfrischenden Schlaf wieder zu denken beginnt, läuft die „innere Uhr" schon auf Hochtouren.

01:00 Alles ruht

Der Körper befindet sich im Tiefschlaf. **Alle Organe sind auf Spargang geschaltet** – es herrscht absolute Ruhe.

03:00 Die Leber erwacht

Sie nimmt die Feinverarbeitung der am Abend gegessenen Nahrung auf und versorgt das Gehirn mit Glukose. **Das können die am Tag vorher** gegessenen Austern sein oder – wer es lieber etwas schwerer hat – der Schweinsbraten und die Knödel und das Bier dazu.

04:00 Das Gehör ist wach

Nun kann uns das leiseste Geräusch aus dem Schlaf reißen. **Und hier ist es völlig egal,** ob es sich um einen schnarchenden Ehepartner oder einen schnarchenden Liebhaber bzw. eine schnarchende Liebhaberin handelt. Schnarchen raubt einem einfach den letzten Nerv!

07:00 Der Organismus taut auf

Unser Herz beginnt kräftig zu schlagen, das Blut fließt schneller, und das Gehirn registriert alle Reize. **Jetzt sollten Sie mit einem zärtlichen Vorspiel beginnen** – damit auch alle Sinne wach werden!

08:00 Zeit für die Liebe!

Die beste Zeit zum Lieben ist jetzt, da die Sexualdrüsen hohe Hormondosen produzieren. **Sind Sie gerade auf der Fahrt zur Arbeit, haben aber trotzdem Ihren Partner neben sich sitzen?** Dann gibt's nur eines: Sofort mit dem Auto rechts ranfahren und sich seinem Partner widmen! Haben Sie nun ein verknittertes Hemd oder eine verknitterte Bluse? Na, dann steigen Sie doch morgen im Jogginganzug ins Auto und ziehen sich erst danach um.

09:00 Auf zum Zahnarzt

Die gute Durchblutung sorgt dafür, dass der Körper nun am wenigsten empfindlich ist. **Deshalb sollten Sie um diese Uhrzeit zum Zahnarzt gehen** – jetzt verspüren Sie fast keine Schmerzen.

10:00 Alles läuft normal

Alle Organe im Körper arbeiten wie gewohnt. **Sie können sich prima auf Ihre Arbeit konzentrieren.**

12:00 Der Magen ruft

Nun ist der Säurespiegel im Magen besonders hoch: Zeit für Essen und Verdauung. **Denn wer einen knurrenden Magen hat, denkt nicht mal mehr an Sex!**

14:00 Energieeinbruch

Ihre Energiekurve befindet sich auf dem absoluten Tiefpunkt. Große Müdigkeit überfällt Sie. **Wer die Möglichkeit hat, sollte sich jetzt auf alle Fälle ein kleines Nickerchen gönnen!**

15:00 Das Hoch ist da

Alle Energiereserven des Körpers sind nun aufgefüllt. Ihr Organismus arbeitet auf Hochtouren – Morgenmuffel fühlen sich fit wie nie! **Vielleicht sollten Sie doch schon mal nach der sexy Sekretärin Ausschau halten!** Oder sich den gut aussehenden Handwerker immer um diese Uhrzeit nach Hause bestellen. Egal, was repariert werden muss.

16:00 Der Blutdruck steigt

Dies ist eine kritische Zeit: Manch einer beginnt zu schwitzen, Blut steigt ihm in den Kopf – Schlaganfälle sind jetzt besonders häufig. **Meiden Sie am besten alle Mitmenschen,** denn Sie sind nicht wirklich gut drauf. Und wer will am Nachmittag schon Ärger?! AAAH! AHA!

17:00 Etwas Leckeres

Geruchs- und Geschmacksnerven reagieren jetzt am empfindlichsten auf feinste Düfte. **Die beste Zeit also, das Objekt Ihrer Begierde zu einem besonders leckeren Abendessen einzuladen.** AAAH! AHA!

18:00 Hochspannung

Die Nerven sind angespannt: Sie fühlen sich gereizt. Streit liegt in der Luft. **Am besten Sie verabschieden sich ganz schnell von Ihrer netten Begleitung.** AAAH! AHA!

20:00 Eine schwere Zeit

Um diese Uhrzeit sind Sie am schwersten! **Bitte machen Sie nicht den Fehler und steigen Sie jetzt auf die Waage.** Vor allem dann nicht, wenn die „neue Errungenschaft" danebensteht und auch noch alles mitbekommt! AAAH! AHA!

22:00 GUTE NACHT

Der Atem geht flacher, die Körpertemperatur sinkt, der Blutdruck fällt – Zeit zum Schlafen. **Sollte sich ausgerechnet jetzt Ihr Partner an Sie rankuscheln,** müssen Sie auf alle Fälle hart bleiben – am besten bis morgen früh um acht!

00:00 ES WIRD AUFGETANKT

Tiefschlaf. Haut- und Körperzellen erneuern sich: Das Blut wird gereinigt sowie entschlackt, damit Sie am nächsten Tag frisch und munter sind. **Denken Sie immer daran:** Ein Schönheitsschlaf ist nicht zu verachten – vor allem dann nicht, wenn Sie morgen früh um acht auch wieder ganz toll aussehen wollen!

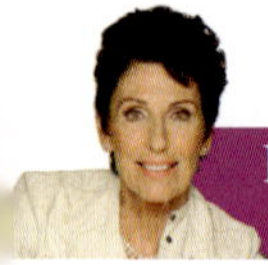

DIE BELIEBTESTEN ORTE FÜR DEN SEX

Hier klaffen Wunsch und Wirklichkeit oft sehr weit auseinander – denn was wir uns erträumen, wird eher selten in die Tat umgesetzt. Und wenn doch, dann nur von sehr experimentierfreudigen Menschen! **Sex nur im Bett,** das ist 79 Prozent der deutschen Männer zu langweilig. Jeder vierte würde es auch gerne mal in der Öffentlichkeit treiben, beispielsweise im Fahrstuhl oder im Kino. Für derartige Vergnügungen sind übrigens nur 19 Prozent der Frauen zu haben.

Ganz oben auf der Hitliste steht bei Männern auch **der One-Night-Stand**. Wer es darauf abgesehen hat, der sollte auf alle Fälle vorher seine Bude aufräumen und lüften. 81 Prozent der Frauen fällt beim Anblick von Unordnung oder dreckigen Kleidern allenfalls die Kinnlade herunter, nicht aber das Höschen! Und 76 Prozent aller Befragten würden eben jenes Höschen sofort wieder hochziehen, wenn die ausgepackte Figur des Gegenübers nicht hält, was der Vorspann versprochen hat.

Im Bad wünschen sich hingegen Frauen heißen Sex: Eine erotische Massage in der heimischen Badewanne steht auf dem ersten Platz der Sehnsüchte, sagen 56 Prozent der Frauen. Die Umgebung wirkt entspannend, beide Partner duften verführerisch, die feuchte Haut empfinden beide als angenehm – und der Anblick des perlenden Wassers regt die Sinne an. Einen großen Nachteil hat das Ganze aber doch: So eine Durchschnittswanne bietet leider nicht besonders viel Platz für zwei. Da sind schon etwas guter Wille und raffinierte Techniken gefragt!

„Können Sexwünsche wahr werden?" Ja, aber das große Problem ist, nur 34 Prozent der Frauen würden

mit ihrem Partner darüber reden, wie der gemeinsame Sex aufregender werden könnte. Kleiner Tipp: Hauchen Sie Ihrem Schatz doch ins Ohr: ***„Ich möchte mit dir …"*** Wetten, das klappt?!

Sex am Strand

Platz zwei der Sommerfantasien von Männern und Frauen. Wer kennt die Hollywoodfilme nicht, in denen ein Paar im Sand liegt und sich glücklich der Liebe hingibt. Und wenn dazu noch die Wellen rauschen und die Palmen wedeln! Unglaublich schön! Aber eben nur im Film! Was so schön aussieht, kann zur großen Pleite werden. **Wird man beim Sex erwischt,** droht eine Anzeige wegen Erregung öffentlichen Ärgernisses, in manchen Urlaubsländern sogar Gefängnis. Wer also ein heißes Stranderlebnis haben möchte, sollte vorher genau planen: Wo ist die schönste Bucht, wo ist nicht viel los? Und unbedingt an ein großes Badetuch denken – sonst kommt Sand ins Getriebe! Nicht sehr angenehm.

Sex am Waldesrand

Über 20 Prozent finden sonnige Waldlichtungen absolut verführerisch. Sollte sich „die" Lichtung bei einem Spaziergang auftun und die Lust einfach so zuschlagen – bitte schön! Wer allerdings auch hier plant, ist klar im Vorteil. Decke oder Isomatte schützen vor Piksern, und das Anti-Mückenspray leistet gute Dienste. Außerdem schadet es nicht, zuvor einen prüfenden Blick auf die nähere Umgebung zu werfen. Man weiß ja, was wütende Ameisen so alles anrichten können ...

Sex im Grünen

Gleiches gilt übrigens für Liebesspiele auf der freien Wiese im tiefen Gras. Ebenfalls rund 20 Prozent der Befragten haben sich für diese Variante entschieden. **Erotik in luftigen Höhen** – auf dem Berg mit freiem Blick ins Tal – ist nur für etwa zehn Prozent der Kick schlechthin. Vielleicht auch, weil der Weg dorthin schon anstrengend genug ist. Gänzlich gegen Outdoor-Sex sind nur drei Prozent der Frauen und Männer. Sie können sich Sex im Freien nicht vorstellen. Dass der Anteil der Naturverweigerer so verschwindend klein ist, zeigt: Von Outdoor-Sex träumt nahezu jeder.

Sex im Büro

Scharf auf die süße kleine Sekretärin vom Vorstand? Dann schmeißen Sie sich bei der nächsten Betriebsfeier an sie ran. Umfragen bestätigen, dass 41 Prozent aller befragten Angestellten auf einer Betriebsfeier hemmungslos flirten, 23 Prozent gaben an, mit ihrem Kollegen geknutscht zu haben, und 13 Prozent hatten auch gleich Sex im Büro.

Sex im Auto – auf Italienisch

„Autosex“ ist in! Dem trägt man jetzt in Italien Rechnung: mit einem Liebesparkplatz. Der Bürgermeister des kleinen Örtchens Vinci in der Nähe von Florenz hat einen Parkplatz **zum lauschigen Liebesnest umbauen lassen**. Es wurde gedämpftes Licht in die Laternen eingebaut, und Papierkörbe wurden für benutzte Kondome aufgestellt. Bis zu 172 Paare können es jetzt dort in ihren Autos treiben. Grund dieser Aktion: In Italien leben viele Männer noch bei den Eltern, auch dann, wenn sie schon weit über 30 Jahre alt sind. An ungestörte Schäferstündchen ist deshalb bei den meisten nicht zu denken. Und so flüchten die Paare in die Autos und machen dort „Amore“.

Sex im Heu

Es gibt immer noch sehr romantische Vorstellungen vom Sex auf dem Land, genauer gesagt vom Sex im Heu. Dabei ist es gar nicht so, wie es Heimatfilme vorgaukeln: Statt Kerzen flackert der violette Fliegenfänger, der Riesenrammler nebenan im Hasenstall macht seinem Namen alle Ehre, und **besonders gefährlich sind** auch die Zinken der Heugabel, die man zuerst gar nicht gesehen hat. Und hinterher ist man überall mit Kratzern, Flohbissen und Mückenstichen übersät – Heu ist eben nicht daunenweich!

Sex im Schwimmbecken

Badeanstalten bieten genug Möglichkeiten, um diskret Sex zu haben, wenn man nur entsprechend vorsichtig und unauffällig vorgeht: Die Frau lehnt sich mit dem Rücken gegen den Beckenrand, so braucht der Partner nur noch seine Badehose und ihren Badeanzug etwas zur Seite zu ziehen. Gleiches geht übrigens auch im Meer.

Sex im Kino

Wenn der Saal eher leer sein sollte und andere Besucher weit genug wegsitzen, kann man sein eigenes Schauspiel aufführen. Während die anderen mit dem Film beschäftigt sind, kann man sich erst einmal durch leichtes Streicheln in Stimmung bringen. Ungezogene Paare werden sich auf Oralsex einlassen, und die ganz Dreisten einen oder mehrere Gänge hochschalten. **Genießen Sie ein unvergessliches Abenteuer** – vergessen Sie danach aber nicht, Ihre Spuren zu verwischen!

Sex im Zug

Das funktioniert nur, wenn man im Abteil reist, wo man die Vorhänge zuziehen kann. Vielleicht haben Sie auch schon von Frauen gehört, die bei der Fahrt mit öffentlichen Verkehrsmitteln durch das Rütteln erregt wurden. Auch der Zug wird einen mit diesen Vibrationen erfreuen. Man wählt eine weite Fahrt und lässt die Zeit **mit dreistem Sex vergehen**. Man sollte jedoch dabei gut darauf achten, nicht vom Schaffner oder von neugierigen Mitreisenden entdeckt zu werden.

Sex im Flugzeug

Sex auf engstem Raum ist prickelnd und riskant zugleich – zum Beispiel in der Flugzeugtoilette. **Die beste Stellung:** Die Frau setzt sich aufs Waschbecken und stützt sich mit den Händen am Rand ab; der Mann steht zwischen ihren Beinen. Beim Rausgehen Unwohlsein der Begleitung vortäuschen, das vermeidet auf jeden Fall Ärger. Verboten ist Sex auf dem Flugzeugklo nicht. Wer aber Anschnallzeichen ignoriert, missachtet Sicherheitsbestimmungen. Und fehlt bei Turbulenzen der Halt, drohen Verletzungen.

Sex an ungewöhnlichen Orten – das machen auch die Promis vor

So wurde nicht nur Paris Hilton beim „Toilettensex“ erwischt. Auch Drew Barrymore und ihr ehemaliger Freund, Fabrizio Moretti, fanden eine Opernaufführung so langweilig, dass sie es vorzogen, sich auf der Toilette zu vergnügen. Doch dies blieb nicht unbeobachtet, wie Moretti in einem Interview schilderte.

WIE WERDE ICH MEINEN PARTNER WIEDER LOS?

WIE *werde ich meinen* PARTNER *wieder* LOS?

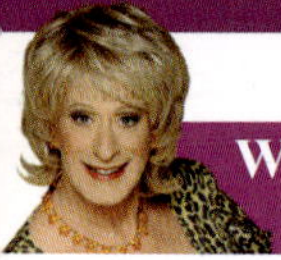

Wie werde ich meinen Partner wieder los?

Gar nicht so leicht, jemanden zu finden, der für eine Nacht oder länger das Lager mit einem teilen will! Hat man nach langwieriger Suche endlich jemanden gefunden, führt eine solche Begegnung bisweilen ins Glück – oder aber direkt in die Hölle. **Deshalb sollten Sie nie vergessen:** Auch auf dem Höhepunkt des Glücks können Sie sich noch trennen. Denn die Erfahrung zeigt, dass nach der ersten Euphorie sowieso der Absturz in die Banalität kommt. Und plötzlich hat man jemanden an seiner Seite, der/die dort überhaupt nicht hinpasst.

Manchmal dauert es auch ziemlich lange, bis man merkt: *„Ich wäre ja viel lieber wieder solo!“* Aber was ist nun zu tun, damit ich möglichst schnell wieder in mein glückliches Singleleben zurückkehren kann? Schwierige Zeiten verlangen nach innovativen Lösungen! Und tief gehende Kränkungen können hier die gewünschten Ergebnisse bringen – wobei Männer und Frauen auf unterschiedliche Arten zu beleidigen sind.

Männer können bereits im Vorfeld eine allzu aufdringliche Verehrerin abwimmeln. Bei Damen mit etwas ausladenden Formen empfiehlt sich ein gezielter Blick auf

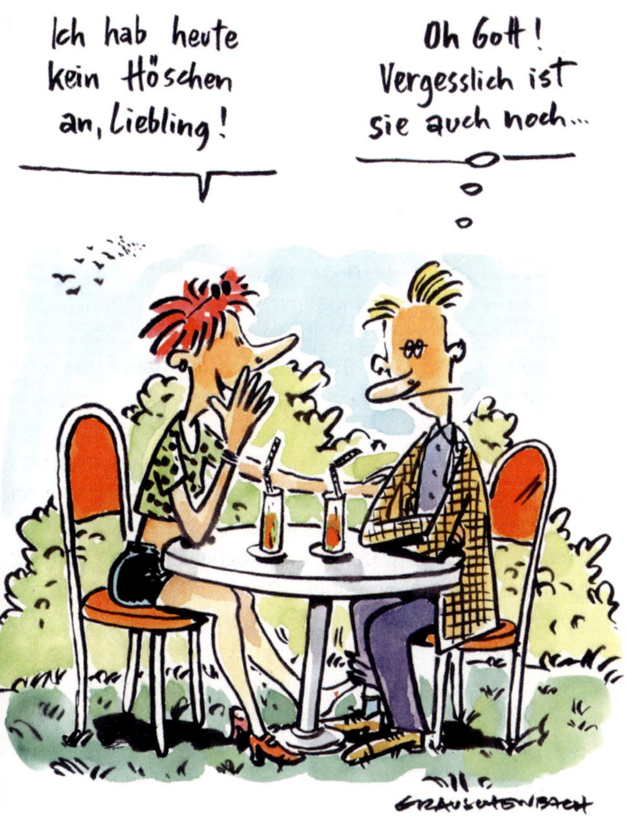
Ich hab heute kein Höschen an, Liebling!
Oh Gott! Vergesslich ist sie auch noch...
GRAUSCHENBACH

den Bauch und die Frage: „Wann ist es denn so weit?“ Die schlankere Version lautet: „Du musst ja uralt sein, stehst ja schon in der Bibel: Eine große Dürre kam über das Land.“ Frauen reagieren sofort auf **Reizwörter, die auf ihr Aussehen und Alter abzielen**. Oder: Ist der Akt vollzogen, ging aber nicht zu seiner vollen Zufriedenheit vonstatten, kann man sich mit der Frage aus der Affäre ziehen: ***„Kochst du mir noch einen Kaffee, bevor ich gehe, oder kannst du das auch nicht?“*** Da klappt sehr schnell die Wohnungstür hinter dem noch einmal davongekommenen Freier zu.

Frauen gelingt es meist recht gut, schon in der Anmachphase auszusortieren. Sollte sich der aufgegabelte Begleiter trotzdem als nicht passend erweisen, ist es angebracht, auf seinen möglichen Beruf anzuspielen: „Bist du Tontechniker? Ich komme durch deinen Mikroständer drauf ...“ **Jede missbilligende Äußerung über die genitale Ausstattung eines Mannes** führt zum sofortigen Ende eines nicht so schönen Rendezvous.

„Lass ihn zischen, findest ’nen frischen!“, so denken bestimmt auch einige Frauen, die mit ihrem Kerl schon eine qualvoll lange Zeit hinter sich haben. Kein Problem, auch hier kann die Prozedur sehr einfach gehalten werden. Sie muss nur die drei magischen Worte sagen, die jeden Mann in seinen Grundfesten erschüttern. Diese Worte sollten Sie jedoch nur im vollen Bewusstsein darüber aussprechen, dass es danach kein Zurück mehr gibt! Sie sind absolut vernichtend und lauten – mit Blick zur Decke lächelnd ausgesprochen: **„Bist du drin?“** Danach ist es aus! Und über Bindegewebsschwäche wollen wir in diesem Zusammenhang nicht reden.

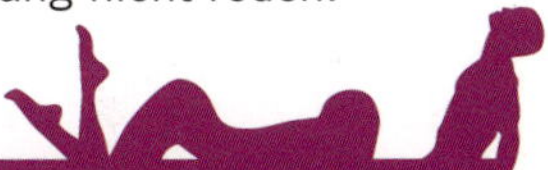

Auch wenn wir uns fast alle nach Zweisamkeit sehnen, sollten wir nie vergessen, dass unhaltbare Zustände beendet werden können. Manchmal sind Beziehungen eben wie Nikotinsucht: Man weiß, dass man an den Zigaretten sterben kann, hört aber trotzdem nicht auf. Und hin und wieder klingt Lebensgefährte wie Lebensgefahr.

Sie sagt	**Sie meint**
„Holzmüllers haben sich ein neues Schlafzimmer gekauft, und Helga meint, sie haben es gleich eingeweiht.“	Gib dir doch mal bitte ein bisschen Mühe, damit es bei uns nicht immer so langweilig ist!
„Ihr Männer seid manchmal richtige Kindsköpfe.“	Ich bin nicht deine Mutter! Also schlaf mit mir.

„Ich verstehe gar nicht, warum sich manche Frauen so auftakeln müssen.“	Ich finde es absolut beleidigend, dass du jede Schlampe mit den Augen ausziehst.
„Findest du nicht, dass du der Bedienung etwas reichlich Trinkgeld gegeben hast?“	Wann hast du das letzte Mal so mit mir geflirtet?
„Das Fernsehprogramm am Wochenende wird immer langweiliger.“	Wollen wir es uns mal ohne die Glotze im Schlafzimmer gemütlich machen?
„Du hörst nie zu.“	Sprich mit mir, bitte.

Er sagt

Nachdem meistens nur Frauen über Probleme in der Beziehung sprechen wollen – und sei es nur durch kleine Sticheleien –, befindet sich hier „gähnende Leere“!

WIR REDEN

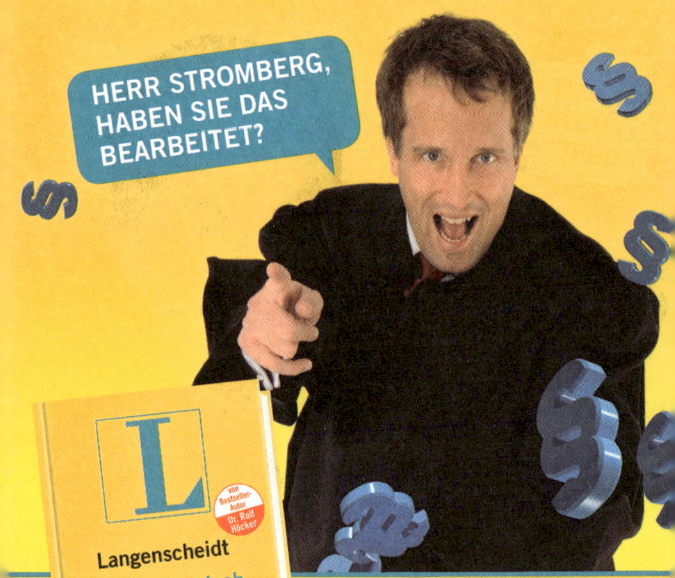

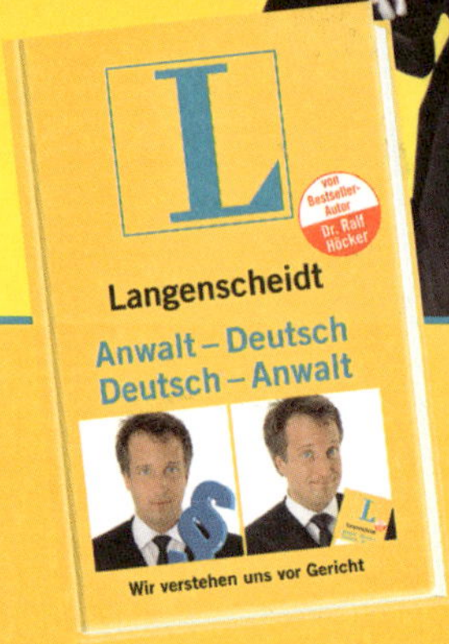

Anwalt-Deutsch/Deutsch-Anwalt
Wir verstehen uns vor Gericht
Von Dr. Ralf Höcker

128 Seiten, 10,2 cm x 15,5 cm, gebunden
ISBN 978-3-468-73212-6
9,95 € [D] · 10,30 € [A] · 18,60 CHF

www.langenscheidt.de